Thomas Feichtinger
Susana Niedan-Feichtinger

Schüßler kurz & bündig

- verstehen
- anwenden
- wohlfühlen

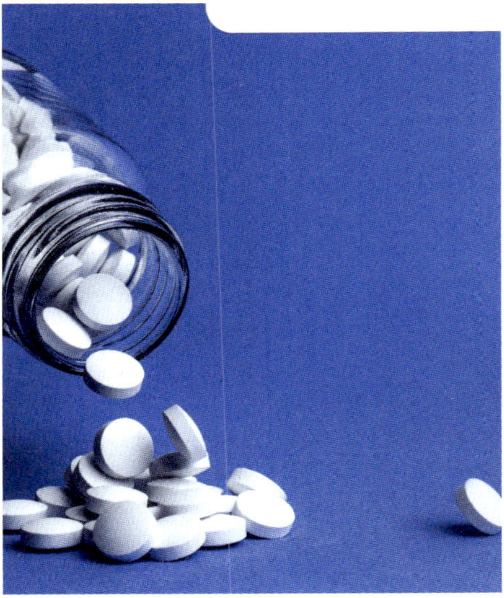

TRIAS

Vorwort

Die Mineralstoffe nach Dr. Schüßler sind eine sehr einfache aber außerordentlich wirksame alternative Naturheilweise. Durch die Herausgabe von zwölf Büchern hat der HAUG Verlag die Lehre von den Schüßler-Mineralstoffen und ihre Anwendung den Lesern nahe gebracht. Allerdings gibt es im Leben manche Situation, in der ein unfangreiches Buch unpraktisch ist.

So lag es nahe, zu guter Letzt eine kurze Zusammenfassung als praktische Handreichung zur Verfügung zu stellen. Sie soll in der Handtasche genauso ihren Platz haben, wie in der Innentasche des Sakkos und findet auch in der fast überquellenden Aktentasche noch immer Platz.

Nach einer kurzen Einführung in die Heilweise, einer kurzen Beschreibung der Mineralstoffe nach Dr. Schüßler und ihrer Einnahme sowie Hinweisen auf die äußere Anwendung liegt der Schwerpunkt dieses Buches auf dem Anwendungsteil. Darin wird grundsätzlich darauf verzichtet, die biochemische Wirkung der einzelnen Mineralstoffe darzustellen.

Es handelt sich um eine praktische Liste von Anwendungen mit Angabe einer Einnahmeempfehlung. Wer dann den Wunsch hat, auch die biochemischen Zusammenhänge zu verstehen, dem stehen die bereits erschienenen Bücher zur Verfügung, vor allem das Handbuch der Biochemie nach Dr. Schüßler.

So wünschen wir unserem Schnellratgeber, dass er Ihr unentbehrlicher Begleiter wird, auf Ihren Reisen, bei Freunden oder auch zu Hause, wenn Sie sich rasch einen Überblick über die benötigten Mineralstoffe verschaffen wollen.

Mag. pharm. Susana Niedan-Feichtinger
Thomas Feichtinger

Einführung

Dr. Wilhelm Schüßler, 1821 in Bad Zwischenahn bei Oldenburg geboren und in seiner Heimat heute noch liebevoll »der alte Schüßler« genannt, war homöopathischer Arzt. Durch seine Beobachtungen am kranken Menschen, die Erfahrung in der Homöopathie und die zu seiner Zeit hochaktuelle Erforschung der menschlichen Zelle war es ihm möglich, jene 12 Mineralstoffverbindungen zu finden, die für den Organismus für einen ungestörten Betrieb unverzichtbar sind. Es sind dies die wesentlichen Zellnährstoffe, durch die es den einzelnen Zellen im Körper möglich wird, ihre Aufgaben im jeweiligen Zellverband optimal zu erfüllen. Außerdem steuern sie durch ein gutes Schwingungsfeld den grobstofflichen Mineralstoffhaushalt.

Dr. Schüßler unterscheidet zwei Bereiche bei den Mineralstoffen, nämlich die Betriebsstoffe (Funktionsmittel) und die Baustoffe, die für den Aufbau des Körpers notwendig sind, und über die Nahrung aufgenommen werden. Als Dr. Schüßler seine Heilweise entwickelte, waren die Lebensmittel noch nicht industriell verändert und ihr Wert voll erhalten.

Wenn heutzutage durch eine problematische Ernährung im Körper Schäden auftreten, so müssen diese durch eine Ernährungsumstellung behoben werden. So kommt es, dass wir heute zwei Bereiche beachten müssen: einmal den Bereich innerhalb der Zellen, das sind auch die Betriebsstoffe, und den Bereich außerhalb der Zellen, den der Baustoffe. Deshalb führen Mineralstoffe nach Dr. Schüßler allein auch nicht immer zum Ziel, sie müssen mit klug gewählten Mineralstoffpräparaten oder Nährstoffkombinationen, wie der »Adler Ortho«-Produktlinie, kombiniert werden.

Die Mineralstoffe nach Dr. Schüßler sind für Betriebsstörungen zuständig, die durch einen Mangel an Betriebsstoffen entstehen! Solche Störungen werden durch das Auffüllen mit den entsprechenden Mineralstoffen rückgängig gemacht.

Zwei Männer der Wissenschaft hatten ihm auf seinen Forscherpfaden den Weg gewiesen. Der erste war der berühmte Zellularpathologe Virchow, der den bekannten Satz aufstellte: *»Die Krankheit des Körpers ist gleich der Krankheit der Zelle.«* Der zweite für Dr. Schüßler entscheidende Satz wurde von Moleschott vertreten, er heißt: *»Die Krankheit der Zelle entsteht durch Verlust an anorganischen Salzen (Mineralstoffen).«* Diesen beiden Lehrsätzen fügte Schüßler als Schlussfolgerung hinzu: *»Dann muss die Gesundheit der Zelle und damit des Körpers entstehen durch Deckung des Verlustes.«* und *»Um Schaden zu verhüten und um die Mittel aufnahmefähig für die Zelle zu machen, müssen dieselben potenziert (verdünnt) werden.«*

Der Arzt Schüßler wusste, dass die Mineralstoffe, wenn sie pur gegeben werden, für den Organismus eine Belastung darstellen können. Das wissen wir auch z. B. von den üblichen Calcium-, Magnesium- oder Eisenpräparaten. Diese dürfen nicht zu lange genommen und vor allem nicht zu hoch dosiert werden, denn sonst könnte der Körper überfordert werden, sodass unerwünschte Nebenwirkungen auftreten. Schüßler ließ die Mineralstoffe so stark verdünnen, dass sie auch durch die winzigen Öffnungen der Zellwand hindurch können. Durch die geringe Menge an Mineralstoffen und ihre molekulare Vereinzelung ist es nicht möglich, zu viel davon einzunehmen.

Immer wieder wird nämlich genau das behauptet. Dazu ein Vergleich: In einer Literflasche Mineralwasser sind durchschnittlich etwa 1 000 mg gelöste Mineralstoffe. Wenn jemand so viele Mineralstoffe durch Schüßler-Mineralien zu sich nehmen wollte, müsste er 1 Tonne (1 000 kg) Mineralstoffe nach Dr. Schüßler lutschen. Da eine Tablette 0,25 g wiegt, wären das 4 000 000 Stück! Durch dieses Beispiel wird deutlich, welche Verdünnung durch Potenzierung erreicht wird. Darin liegt auch die Wirksamkeit der Schüßler-Mineralstoffe. Es kommt nämlich nicht auf die Quantität (Menge der Mineralstoffe) an, sondern auf ihre Qualität, das heißt, dass sie als einzelne Moleküle in der Trägersubstanz (Milchzucker) vorhanden sind.

Die Mineralstoffmoleküle können, weil sie im Milchzucker als vereinzelte Moleküle vorliegen, vom Organismus unmittelbar in seinen Betrieb eingebaut bzw. verwendet werden. Der Organismus muss keine aufwendigen chemischen Zerlegungen und Verknüpfungen mehr leisten, damit er an die oft dringend benötigten Mineralstoffkombinationen herankommt.

Wie Sie die Mineralstoffe anwenden

Bitte beachten Sie, dass Mineralstoffe nach Dr. Schüßler homöopathisch zubereitete Arzneimittel von hoher Qualität sind. Es sind potenzierte Mineralstoffe, die dem Körper wegen eines Mangels an Betriebsstoffen zugeführt werden.

Die Qualität der Mineralstoffe nach Dr. Schüßler ist je nach Hersteller verschieden. Achten Sie auch auf die Zusatzstoffe, die sich belastend auswirken können. Die Autoren bevorzugen die Mineralstoffe der Firma Adler Pharma, denn diese sind frei von Weizenstärke und Magnesiumstearat. Die Mineralstoffpflegeprodukte der Adler Pharma (Adresse siehe Anhang) zur äußeren Anwendung werden ohne Paraffin, Vaseline und Parabene hergestellt und es sind keine künstlichen Duftstoffe enthalten. Sie bekommen die Produkte in Ihrer Apotheke.

- Die Tabletten werden aus den einzelnen Dosen nach dem jeweiligen Bedarf herausgezählt, in einer Schale gemischt und dann über den Tag verteilt eingenommen.

- Am besten werden die Mineralstoffe einzeln gelutscht oder im Mund zergehen gelassen. Es können auch mehrere Tabletten auf einmal in den Mund genommen werden. Je dringender der Körper die Mineralstoffe benötigt, umso schneller zergehen oder umso süßer schmecken sie. Es kann auch beides zugleich auftreten. Wenn jedoch die einzelnen Mineralstoffe verglichen werden, müssen sie vom gleichen Hersteller sein.
- Die Mineralstoffe können auch in Wasser aufgelöst werden, das dann schluckweise getrunken wird. Jeder Schluck wird möglichst lange im Mund behalten. Die Wirkstoffe werden über die Mund- und Rachenschleimhäute aufgenommen. Gelangen sie in den Magen, werden sie durch die Säure verändert. Die Mineralstoffe werden durch Metallgegenstände in ihrer Wirkung nicht beeinträchtigt.
- Für Diabetiker ist es am besten, die Mineralstoffe aufzulösen. 48 Tabletten entsprechen einer Broteinheit. Zuerst wird kaltes Wasser in ein Glas gegeben und dann vorsichtig die Tabletten hineingegeben. Nicht umrühren! Der Milchzucker setzt sich am Boden ab. Trotzdem gelangt Laktose in die Lösung, was aber nur in extremen Fällen von Bedeutung ist beziehungsweise eingerechnet werden sollte.
- Die Mineralstoffe nach Dr. Schüßler können schon ab dem Säuglingsalter verabreicht werden. Dafür werden die Mineralstoffe aufgelöst und der Brei in den Mund des Säuglings oder ins Fläschchen gegeben oder mit dem Schnuller verabreicht. Im Fläschchen wird allerdings die Wirkung abgeschwächt.
- Die Mineralstoffe können auch nach der Organuhr, dem Biorhythmus, den Mondphasen oder anderen Richtlinien eingenommen werden, was aber nur in speziellen Fällen notwendig ist. Ansonsten wird dadurch die Einnahme nur unnötig verkompliziert.

Dosierung

- Es gibt grundsätzlich keine richtige Dosierung und auch keine richtige oder falsche Einnahmeart. Jeder sollte im Laufe der Zeit die ihm entsprechende Dosierung wie auch die Art, wie er die Mineralstoffe einnimmt, selbst herausfinden.
- Zu empfehlen ist, bei akuten Krankheiten alle 3 bis 5 Minuten eine Tablette im Mund zergehen zu lassen, bei chronischen Erkrankungen 7 bis 10 Stück am Tag und in allen übrigen Fällen alle 2 Stunden eine Tablette.
- Wenn aufgrund einer Antlitzanalyse oder einer anderen Bedarfsfeststellung eine bestimmte Menge Mineralstoffe festgelegt wurde, kann am Anfang ein starkes Bedürfnis bis hin zu suchtähnlichen Zuständen nach den Mineralstoffen auftreten. Dann kann die Dosis erhöht werden, denn abhängig machen die Mineralstoffe nicht. Das erste starke Bedürfnis zeigt nur, wie stark der Mangel war. Nach einer gewissen Zeit verliert sich das, da bei der Einnahme auch die Speicher aufgefüllt werden.
- Es kann aber auch schon am Anfang passieren, dass ein gewisser Widerstand vorhanden ist. Dann sollten weniger Mineralstoffe eingenommen werden. Man sollte immer seinem Gefühl vertrauen und die Einnahme nicht entsprechend der empfohlenen Menge »durchziehen«. Das Gefühl der Ablehnung zeigt, dass etwas nicht stimmt:

  1. Die Menge ist zu hoch und muss reduziert werden (um ein Drittel, auf die Hälfte oder noch mehr).
  2. Die Zusammenstellung der Mineralstoffe stimmt nicht mehr. Eine neue Antlitzanalyse oder eine andere Bedarfserstellung ist notwendig.
  3. Eine Pause bei der Einnahme ist notwendig, wenn die Ablehnung sehr groß ist.

Dauer der Einnahme

- Eine Frage, der wir noch kurz nachgehen wollen, ist die Dauer der Einnahme. Zuerst werden die Mineralstoffe so lange eingenommen, bis die Symptome verschwinden. Doch das alleine genügt nicht. Die Beschwerden, Krankheiten, die mit den Mineralstoffen nach Dr. Schüßler beeinflusst werden können, entstehen durch einen Mangel an diesen Stoffen. Wenn durch die Einnahme das Verschwinden der Symptome erreicht wurde, sind die Speicher im Körper noch lange nicht ausreichend aufgefüllt. Bei der geringsten Belastung treten dann wieder gesundheitliche Störungen auf. Es heißt dann, die Mineralstoffe hätten auch nicht viel geholfen, denn sonst wäre man nicht wieder so schnell krank geworden. In Wirklichkeit wurden sie nur viel zu kurze Zeit genommen.
- Nach dem Verschwinden der Symptome geht es um das Auffüllen der körpereigenen Speicher. Diese sind der Puffer bei besonderen Belastungen. Treten solche auf, kann der Körper auf die Speicher zurückgreifen. Zwar geht dies an die Substanz, wie wir sagen, aber das ist eben die Aufgabe des Speichers. Und eine auch nur annähernd gute Gesundheitsvorsorge muss sich um den Aufbau der Substanz, der Widerstandskraft, also um das Auffüllen der Mineralstoffspeicher im Körper kümmern. Dies kann Wochen, Monate, aber auch Jahre dauern.
- Wer ständig viel leisten muss, also einen großen Verschleiß an Betriebsstoffen erleidet, sollte immer die Mineralstoffe nehmen, damit der Körper nicht auf die Reserven (Mineralstoffspeicher) zurückgreifen muss.
- Wer nicht den laufenden Bedarf deckt, schafft Hypotheken für die Zukunft. Diese Schulden müssen irgendwann einmal eingelöst werden, indem sie entweder zu einer Krankheit führen, die den Menschen zwingt sich auszuruhen, oder sogar zu einem chronischen Leiden, das nicht mehr so leicht zu beheben ist.

Das Zusammenwirken mit anderen Heilweisen

Da die Mineralstoffe dem Organismus fehlende Betriebsstoffe zuführen, können sie selbstverständlich neben allen Arzneimitteln, auch homöopathischen, oder Blütenessenzen nach Dr. Bach, genommen werden. Sie behindern die Behandlung in keiner Weise, ja, sie unterstützen und fördern sie sogar. Wenn zum Beispiel der Mensch ein homöopathisches Mittel verabreicht bekommt, so möchte der Organismus entsprechend darauf reagieren. Um das zu können, müssen ihm genügend Mineralstoffe als die dafür notwendigen Betriebsstoffe zur Verfügung stehen. So können diese beiden Heilweisen einander nicht nur fördern, sondern in ihrer Wirkung sogar vervielfachen.

Es können grundsätzlich alle Mineralstoffe miteinander gemischt und zusammen eingenommen werden.

Die richtige Potenzierung

Nach den Empfehlungen Dr. Schüßlers haben sich folgende Potenzierungen bewährt: Die Nummer 1, 3 und 11 sind in D 12, alle anderen in D 6. Die Erweiterungsmittel werden ausschließlich in D 12 eingesetzt. Die Anwendung erfolgt wegen der leichten Dosierungsmöglichkeit in Tablettenform.

Reaktionen

Wenn zu Beginn der Einnahme der Mineralstoffe nach Dr. Schüßler alte Leiden wieder zum Vorschein kommen, wenn alte Schmerzen wieder wach werden, oder wenn Sie den Eindruck haben, Ihr Gesundheitszustand würde sich verschlechtern, dann erschrecken Sie bitte nicht.

- Das sind alles Zeichen, dass der Organismus mit den ihm zur Verfügung gestellten Betriebsstoffen zu arbeiten beginnt. Dabei werden auch Altlasten aufgearbeitet, was sehr wichtig ist.
- Eine häufige Reaktion besteht in einer leicht erhöhten Temperatur. Dann sollte die Einnahme der Nr. 3 – Ferrum phosphoricum erhöht werden.
- Auch ein Schnupfen in Verbindung mit einem Mangel an Nr. 8 – Natrium chloratum und einem schleimigen Husten, der auf einen Mangel an Nr. 4 – Kalium chloratum hinweist, können auftreten.

Die 12 Mineralstoffe nach Dr. Schüßler

Nr. 1 – Calcium fluoratum

Biochemischer Zusammenhang

Dieser Mineralstoff ist für die Elastizität zuständig, wenn sich etwas dehnen und wieder zusammenziehen muss, wie z.B. die Adern, die Bänder und Sehnen. Er bildet die schützenden Hüllen, die harte Oberfläche der Knochen, den Zahnschmelz, und die Oberfläche der Haut (Epidermis). Außerdem bindet dieser Mineralstoff im Körper den Hornstoff, das Keratin. Bei einem Mangel an diesem Mineralstoff tritt der Hornstoff an die Oberfläche und bildet Schwielen oder Hornhäute.

Betriebsstörung, Krankheit

Verhärtete Sehnen (z.B. eingezogene Finger), verhärtete Narben, durchsichtige Zahnspitzen, Schwielen, Schrunden, Hornstoffaustritt (besonders an den Fersen), Hornhaut, Risse auf Händen und Lippen, Fischschuppen (weiße kleine harte Schuppen auf der Oberfläche der Körperhaut), Überbeine, Plattfüße, Senkfüße, Krampfadern, Hämorrhoiden, Karies, übermäßig biegsame oder splitternde Fingernägel, einknickende Knöchel, Bänderdehnung (Schlottergelenke), lockere Zähne, Organsenkungen (z.B. Gebärmuttersenkung).

Nr. 2 – Calcium phosphoricum

Biochemischer Zusammenhang

Dieser Mineralstoff bindet das Eiweiß für den organischen Aufbau. Bei einem Mangel wird das Eiweiß nicht verarbeitet, sondern die Eiweißflocken im Körper werden angeschwemmt. Dadurch kann es zu einer starken Gewichtszunahme kommen (Dickleibigkeit, ohne fett zu sein). Calcium phosphoricum ist das wichtigste Knochenaufbaumittel, es ist für den Blut- sowie für den Zellaufbau zuständig und ist der Betriebsstoff für die willkürlichen Muskeln.

Anmerkung: Besteht ein besonderes Bedürfnis nach Geräuchertem, Ketchup oder Senf, dann ist der Mangel an diesem Mineralstoff besonders groß.

Betriebsstörung, Krankheit

Eiweißallergie, Milchallergie (die Reduktion der Zufuhr von tierischem Eiweiß ist bei allen Allergien wichtig), Blutarmut, Aufbaumittel nach schweren Krankheiten mit Blutverlust, Schlafstörungen, Muskelkrämpfe, Taubheitskribbeln, Wetterempfindlichkeit, sehr schneller Schweißausbruch, bellender Husten (vor allem bei Kindern), zu schneller Pulsschlag, Nervosität, Verspannung im Rücken (vor allem im Nacken oder im Bereich der Lendenwirbelsäule), Überanstrengungskopfschmerz, Osteoporose, Wachstumsschmerzen der Kinder.

Nr. 3 – Ferrum phosphoricum

Biochemischer Zusammenhang

Eisen ist nicht nur für Sauerstoff das »Transportschiff«, sondern es unterstützt den Transport aller im Körper transportierter Mittel überhaupt. Wenn also durch besondere Beanspruchung, wie Kälte im Winter, sehr viel Eisen verbraucht wird, steht von diesem Mineralstoff nicht mehr viel zur Verfügung. Kommt es jetzt zu zusätzlichen Belastungen, muss der Organismus zu einer Notmaßnahme greifen. Er erhöht die Betriebstemperatur, was für uns Fieber bedeutet. Bei einer Gabe von Ferrum phosphoricum wird also nicht das Fieber bekämpft, sondern dem Organismus der dringend benötigte Mineralstoff zugeführt, wodurch die Temperaturerhöhung überflüssig wird. Damit ist Ferrum phosphoricum das Mittel für das erste Stadium einer Krankheit.

Anmerkung: Alle Stoffe, die den Stoffwechsel ankurbeln, wie z.B. Kaffee, schwarzer Tee oder das Theobromin im Kakao, erhöhen den Verbrauch an Ferrum phosphoricum erheblich.

Betriebsstörung, Krankheit

Ferrum phosphoricum ist das Mittel für die erste Hilfe! Es ist auch anzuwenden bei Verletzungen und vor allem bei Schmerzen (pulsierend, klopfend, pochend, mit Hitze einhergehend und bei Bewegung stärker werdend). Beginnende entzündliche Prozesse und frische Wunden, aber auch infektiöse Kinderkrankheiten im Anfangsstadium werden günstig beeinflusst. Vorbeugend genommen stärkt der Mineralstoff ganz besonders die Widerstandskraft des Körpers. Eisenmangel tritt auch häufig während der Menstruation auf.

Entzündungen, leichtes Fieber (bis 38,8 °C), Angina, alle infektiösen Krankheiten im Anfangsstadium, Ohrenschmerzen, Mittelohrentzündung, Rauschen im Ohr, pulsierendes Pochen (Kopfschmerzen), mangelnde Konzentrationsfähigkeit, Sonnenunverträglichkeit, Durchfall oder Verstopfung.

Nr. 4 – Kalium chloratum

Biochemischer Zusammenhang

Kalium chloratum bildet den Faserstoff, indem die Eiweißbausteine, die durch die Nr. 2 Calcium phosphoricum gebildet wurden, zu Fasern zusammengefügt werden. Es ist ein bedeutender Betriebsstoff für die Drüsen im Körper, bindet chemische Gifte und ist das Mittel für das zweite Stadium einer Krankheit, wenn die Gefahr besteht, dass sie sich im Körper festsetzt. Kalium chloratum in Verbindung mit Natrium chloratum Nr. 8 fördert auch das Stillen.

Anmerkung: Alle Einflüsse, die den Betrieb der Drüsen beeinflussen, wie z. B. elektromagnetische Felder, Milch oder Kakao, belasten den Haushalt dieses Mineralstoffes.

Betriebsstörung, Krankheit

Blutverdickung, Schwerhörigkeit, Neigung zu Übergewicht, Drüsenschwellungen, schleimiger Husten, Bronchitis, weißer Zungenbelag, weiche Schwellungen, weißer Schleim, Faden ziehender Speichel, Couperose, Besenreiser, zur Vorsorge und Nachbetreuung bei Impfungen.

Nr. 5 – Kalium phosphoricum

Biochemischer Zusammenhang

Dieser Mineralstoff ist für den Körper »das« Antiseptikum. Um eindringende Krankheitskeime oder andere Fremdstoffe zu beseitigen, braucht der Organismus dringend Moleküle der Nr. 5. Wurde der Mineralstoff durch übergroße Beanspruchung verbraucht, muss Gewebe zerlegt werden, das mit Hilfe von Kalium phosphoricum Nr. 5 und Natrium chloratum Nr. 8 aufgebaut worden war. Das geschieht bei sehr hoher Temperatur, hohem Fieber, damit dann auch der Transport schnell vonstatten geht. Wenn bei solchen Vorgängen Kalium phosphoricum gegeben wird, wird nicht das hohe Fieber bekämpft, sondern dessen Notwendigkeit aufgehoben. Kalium phosphoricum bindet im Körper das Lezithin und ist damit für die Energie zuständig. Der Mineralstoff kommt in allen Gehirn und Nervenzellen, im Blut und in den Muskeln vor.

Anmerkung: Vor oder nach jeder starken Beanspruchung oder Belastung, vor allem bei Schwangerschaft, sollte Kalium phosphoricum reichlich eingenommen werden.

Betriebsstörung, Krankheit

Kalium phosphoricum bringt als »Universalmittel« bei allen seelischen und körperlichen Erschöpfungszuständen die Energie zurück.

Platzangst, Lähmungserscheinungen, Muskelschwund, schlechte Nerven, Verzagtheit, Mutlosigkeit, Weinerlichkeit aus Erschöpfung, Mundgeruch (der nicht vom Zähneputzen weggeht), Zahnfleischschwund, Zahnfleischbluten, ständiges, diffuses Hungergefühl – auch nach einem reichlichen Essen, hohes Fieber (über 38,5°).

Nr. 6 – Kalium sulfuricum

Biochemischer Zusammenhang

Kalium sulfuricum ist zuständig für die Sauerstoffübermittlung in die Zelle, es ist der Betriebsstoff der Bauchspeicheldrüse, wichtig für die Langerhansschen Inseln zur Insulinproduktion und für die Pigmentierung der Haut. Es ist das Mittel für das dritte Stadium einer Krankheit, wenn sie sich schon bis in die Zellen abgelagert hat. Dieser Mineralstoff leitet die Schlacken aus den Zellen. Es wird deshalb überall dort eingesetzt, wo der Stoffwechsel behindert oder träge geworden ist, besonders bei »hartnäckigen« Fällen. Kalium sulfuricum Nr. 6 muss unbedingt mit Natrium sulfuricum Nr. 10 kombiniert werden, damit die aus den Zellen in den Stoffwechsel gelangten Schlacken aus dem Körper ausgeleitet werden.

Während die Nr. 3 für den Sauerstofftransport im Blut bis zur Zelle zuständig ist, hält die Nr. 6 den Sauerstoff in der Zelle. Wenn von diesem Mineralstoff wenig vorhanden ist, entsteht ein übergroßer Bedarf an frischer Luft. Ein Mensch, der an einem solchen Mangel leidet, meidet auch Situationen, in denen unter Umständen wenig »Luft« zur Verfügung steht, wie große Menschenansammlungen oder kleine Räume.

Anmerkung: Alle Verbrennungsstoffe, wie sie z. B. beim Rauchen oder beim Genuss von Geräuchertem oder Kaffee in den Körper gelangen, benötigen zu ihrer Verarbeitung und Ausscheidung besonders viel Kalium sulfuricum.

Betriebsstörung, Krankheit

Lufthunger, Klaustrophobie (Angst vor engen Räumen wegen »Luft«mangel. Angst vor engen Räumen kann auch aus Angst vor Umklammerung auftreten, wobei die Nr. 2 Hilfe bietet).

Schuppen auf der Haut auf klebrigem gelblichem bis bräunlich-gelblichem Grund, Hautkrankheiten, Unverträglichkeit von Feuchtigkeit. Asthma, Pigmentflecken, Muttermale, Schuppenflechte, Neurodermitis, Darmpilz, Völlegefühl nach dem Essen, Übelkeit durch Aufregung, Bauchspeicheldrüsenprobleme.

Nr. 7 – Magnesium phosphoricum

Biochemischer Zusammenhang

Nr. 7 ist das Betriebsmittel für die unwillkürliche Muskeltätigkeit und deshalb zuständig für die Tätigkeit der Drüsen, der Nerven, der peristaltischen Bewegung des Darmes, das rhythmische Zusammenziehen der Herzmuskulatur und für die Tätigkeit der Gebärmutter während des Geburtsvorganges. Bei allen plötzlich auftretenden, einschießenden, bohrenden und krampfartigen Schmerzen ist die Nr. 7 angezeigt. Magnesium steuert auch das vegetative Nervensystem.

Anmerkung: Starke elektromagnetische Belastungen (Elektrosmog) verbrauchen sehr viel von diesem Mineralstoff im Körper. Schokoladenhunger ist ein besonderes Kennzeichen für einen Mangel an Magnesium phosphoricum.

Für Muskelkrämpfe ist im allgemeinen nicht das Magnesium zuständig, sondern das Calcium phosphoricum. In der Form der »heißen Sieben« kann aber mit Nr. 7 eine Erleichterung bewirkt werden. Der zugrunde liegende Mangel wird dabei allerdings nicht behoben.

Betriebsstörung, Krankheit

Lampenfieber, Schokoladenhunger, Krampfmittel bei unwillkürlichen Verkrampfungen (Regelkrämpfe, Bauchschmerzen, Koliken, Migräne im Anfangsstadium, Angina pectoris), nervöser Juckreiz, blitzartige Schmerzen, Kloßgefühl im Hals (Globusgefühl), Schlafstörungen, Blähungen.

Wenn beim Hunger auf Schokolade Nussschokolade bevorzugt wird, deutet das auf einen Mangel an Kalium phosphoricum Nr. 5 hin, denn in den Nüssen ist das begehrte, Energie spendende Lecithin enthalten. Menschen mit Magnesiummangel bevorzugen dunkle bzw. bittere Schokolade.

Die heiße Sieben

Magnesium phosphoricum ist der einzige Mineralstoff, der in bestimmten Fällen eine besondere Einnahmeform verlangt. Dabei werden 7–10 Tabletten in heißem Wasser, das kurze Zeit gekocht wurde, aufgelöst und diese Lösung so heiß wie möglich schlückchenweise eingenommen. Daher die Bezeichnung »heiße Sieben«.

»Schlückchenweise« bedeutet, möglichst kleine Flüssigkeitsmengen in den Mund zu nehmen und so lange wie möglich dort zu behalten, damit die Mineralstoffe über die Mundschleimhäute resorbiert werden können.

Magnesium phosphoricum wirkt als heiße Sieben in bestimmten Fällen besonders schnell, vor allem bei kolikartigen oder krampfartigen Schmerzen.

Nr. 8 – Natrium chloratum

Biochemischer Zusammenhang

Natrium chloratum reguliert den Flüssigkeits- und Wärmehaushalt, bindet den Schleim (Mucin) und bildet somit alle Schleimhäute und besorgt den Stoffwechsel aller Körperteile, die nicht durchblutet werden (Sehnen, Bänder, Knorpel, Bandscheiben, Augen). Natrium chloratum Nr. 8 bindet im Körper biologische Gifte und ist ein wichtiger Mineralstoff bei allen Allergien.

Anmerkung: Zeichen für einen Mangel sind ein übertriebener Kochsalzgenuss, wenn ein überstarkes Durstgefühl auftritt oder der Organismus gar keinen Durst mehr meldet. Der Mangel wird verstärkt durch alle Getränke, die der Körper verdünnen muss (Kaffee, Kakao, Limonaden, Bier, Wein).

Betriebsstörung, Krankheit

Fließschnupfen (wässrig), Hauptmittel bei Heuschnupfen, Insektenstiche, Nebenhöhlenprobleme, Kälteempfindlichkeit, empfindlich gegen Luftzug, Bandscheibenschäden, Knorpelschäden, bei Brandverletzungen, Schuppen auf dem Kopf, kalte Hände und Füße, Blasen- und Nierenentzündung, Heißhunger auf salzige und stark gewürzte Speisen, Gelenkgeräusche, viel oder wenig Durst, Schweißregulierung, »trockene« Haut (feuchtigkeitsarm), salzig-scharfe brennende Absonderungen, tränende oder trockene Augen, trockene Schleimhäute, Schlundbrennen (Brennen in der Speiseröhre, wenn es herauf brennt), Geruchs- und Geschmacksverlust, Bluthochdruck, Ödeme, »Wasserbauch« (österr.: »Schlabberbauch«), weil zu viel getrunken wurde.

Nr. 9 – Natrium phosphoricum

Biochemischer Zusammenhang

Natrium phosphoricum reguliert den Säure- und den Fetthaushalt und baut Zucker ab. Dieser Mineralstoff reguliert den notwendigen Bestand an Säure im Körper, was für den Organismus ein unumgänglich notwendiger Vorgang ist. Entsteht im Körper zu viel Säure, muss der Vorrat an diesem Mineralstoff fast vollständig für ihren Abbau verwendet werden. Dadurch bleibt der zweite wichtige Bereich auf der Strecke, nämlich die Versorgung und Betreuung des Fettstoffhaushaltes.

Der Organismus scheidet Fett, das er durch den Mangel an der Nr. 9 nicht mehr verarbeiten kann, über die Haut aus. Da dies zu Beginn vor allem eher minderwertiges Fett betrifft, verstopft es beim Austritt aus der Haut die ausscheidenden Talgdrüsen und lässt Mitesser entstehen. Wenn die Ausscheidung von Fett über die Haut schon lange andauert, entsteht eine sehr fettarme Haut, die jedoch nicht mit einer trockenen Haut (Mangel an Nr. 8) verwechselt werden darf.

Anmerkung: Einen überaus großen Einfluss auf den Säurehaushalt des Körpers hat die Ernährung. Versäuernd wirken alle Süßigkeiten, Mehlspeisen, Nudeln, Brot, gezuckerte Limonaden, nach denen aber bei einem Mangel an diesem Mineralstoff ein großes Bedürfnis besteht.

Betriebsstörung, Krankheit

Sodbrennen (brennt nur im Magen), saures Aufstoßen, Gastritis, Fettsucht, Rheuma, Talgprobleme, Mitesser, Akne, geschwollene Lymphknoten, fette oder trockene (fettarme) Haare/Haut, chronische Mattigkeit oder Müdigkeit, Durchhänger am späten Vormittag, Heißhunger, Hunger nach Süßigkeiten und Mehlspeisen, sauer riechende Absonderungen (Schweiß, Harn), wunder Babypopo (Windeldermatitis), Orangenhaut, Gelenksschmerzen, Steinbildung.

Nr. 10 – Natrium sulfuricum

Biochemischer Zusammenhang

Im Gegensatz zu Nr. 8 (Kochsalz), das die Körperzellen im richtigen Maß mit Wasser versorgt und biologische Gifte ausscheidbar macht, baut die Leber mit Natrium sulfuricum Nr. 10 Schadstoffe in ausscheidbare Stoffe um. Damit ist es das Mittel für Körperentschlackung und für die Ausscheidung von Belastungsstoffen. Natrium sulfuricum Nr. 10 ist auch ein wichtiges Unterstützungsmittel für Leber und Galle. Die Leber reguliert mit Hilfe dieses Mineralstoffes das Glykogen und damit den Zuckerhaushalt.

Schlacken oder Giftstoffe, die der Organismus nicht bearbeiten kann, werden »mit Wassermolekülen verbunden«, damit die Giftstoffmoleküle ihre Schädlichkeit verlieren. Allerdings kommt es dadurch zu geschwollenen Beinen, manchmal auch Fingern und Händen. Steht dem Organismus durch intensive Einnahme des Mineralstoffes Nummer 10 das Entschlackungssalz wieder zu Verfügung, kann er die Schlackenstoffe in der Leber unschädlich machen, also chemisch abbauen. Dadurch wird die Flüssigkeit, die zur Bindung der belastenden Stoffe notwendig war, frei und kann mit Hilfe von Natrium chloratum Nr. 8 ausgeschieden werden.

Betriebsstörung, Krankheit

Verschlackung (stinkende Winde), Durchfall, zerschlagenes Gefühl in den Gliedern (beginnende Grippe), verschwollene Augen, geschwollene Tränensäcke, Vergiftungskopfschmerz (Kater), Reißen und Ziehen in den Gelenken, Zusatzmittel bei Gicht, Rheuma, Schuppenflechte und Neurodermitis, hohe Zuckerwerte, geschwollene Beine, Regulation der Fließfähigkeit des Blutes, Druck im Ohr, offene Beine (Unterschenkelgeschwüre), Juckreiz, juckende Ekzeme, Urticaria, Fieberblasen (Herpes-Cremegel!), Warzen, Muttermal.

Nr. 11 – Silicea

Biochemischer Zusammenhang

In sämtlichen Zellen des menschlichen Körpers finden sich hohe Anteile an Kieselsäure. Sie ist hauptverantwortlich für den Aufbau und bei einem Mangel für die Brüchigkeit des Bindegewebes und der Haut. Die Haut ist eines der wichtigsten Ausscheidungsorgane des Körpers und daher ein zuverlässiger Spiegel unseres Gesundheitszustandes. Silicea reguliert die Leitfähigkeit der Nervenbahnen. Mit Hilfe von Silicea Nr. 11 neutralisiert und bindet der Organismus Säure, die bei Einnahme von diesem Mineralstoff wieder frei wird. Deshalb muss die Einnahme von Silicea Nr. 11 unbedingt mit Natrium phosphoricum Nr. 9 kombiniert werden!

Betriebsstörung, Krankheit

Bindegewebsschwäche, Licht und Geräuschempfindlichkeit, Zucken der Lider oder Mundwinkel, gespaltene Haarspitzen, brüchige oder sich in Schichten auflösende Nägel, Ischiasschmerzen, Rheuma, stinkender Schweiß (Fußschweiß), Dehnungsstreifen bzw. Risse im Gewebe, Schwangerschaftsrisse, Neigung zu blauen Flecken (Brüchigkeit der Aderwände), Ohrgeräusche, Leistenbruch (manchmal ist eine Operation notwendig!).

Nr. 12 – Calcium sulfuricum

Biochemischer Zusammenhang

Dieser Mineralstoff, der hauptsächlich in Leber, Galle und den Muskeln vorkommt, wirkt schleimlösend und ausscheidungsfördernd. Er ist der Betriebsstoff für die Durchlässigkeit des Bindegewebes und damit zuständig für alle Probleme, wo es im Körper zu Abflussschwierigkeiten kommt (innere Ergüsse, Eiter, Sekrete – auch hartnäckige bei Operationswunden, nässende Hauterkrankungen). Außerdem ist Calcium sulfuricum Nr. 12 auch für den abbauenden Eiweißstoffwechsel zuständig.

Betriebsstörung, Krankheit

Offene und verschlossene Eiterungen (eitrige Mandel- und Halsentzündung, eitrige Mittelohrentzündung, Abszess, Eiterfistel), chronische Eiterungen. Stockschnupfen, chronische Bronchitis, Zahnfleischentzündung, Rheuma, Gicht, aufgetriebene Entzündungen an Knochen oder Knorpel.

15 Erweiterungsmittel

Bei Anwendung der 15 Erweiterungsmittel muss bedacht werden, dass sie häufig in Kombination mit den jeweiligen 12 Basismitteln am wirkungsvollsten sind. Alle Erweiterungsmittel werden in D 12 eingenommen!

Nr. 13 – Kalium arsenicosum

Das Mittel wirkt wie ein Anabolikum beim Daniederliegen der Lebenskräfte und dämpft übermäßigen Substanzverbrauch. Die Anwendungen und Indikationen stehen im Zusammenhang mit den Erscheinungsbildern der Giftwirkung von Arsen und sind folglich:

- Herzklopfen (Tachykardie) bis zur Herzangst
- Ätzende Entzündung der Schleimhäute, Kitzelhusten; Schnupfen mit Absonderung, wobei die Nase schon brennt
- Es hat Einfluss auf Schwächezustände,
- Hautverdickungen, juckende Ekzeme, schuppende Hautausschläge, Hautleiden (chronische Hauterkrankungen mit heftigem Juckreiz).
- Magen-Darmschmerzen, die mit Brechdurchfällen einhergehen und zu einem raschen Kräfteverfall führen. Magen- und Darmentzündungen und wässrigen Durchfällen,
- Arsen hat Bedeutung für Haut und Haare, Leber, Niere, Gehirn, Stoffwechselprozesse eher verlangsamend.
- Es wird auch eingesetzt bei Regelstörungen.

Außerdem bei: Unerfülltem Kinderwunsch (Männer und Frauen), Geburt, Stillen, Minderwuchs und Gigantismus, Akromegalie, Schilddrüsenproblemen, Stress.

Nr. 14 – Kalium bromatum

Kaliumbromid kommt im Körper in nur sehr geringen Mengen vor. Es wird in der Biochemie nach Dr. Schüßler vor allem verwendet bei Störungen im Bereich der Nerven, es wirkt also beruhigend. Ein Mangel an Kalium bromatum Nr. 14 macht die Menschen ruhelos, nervös, umtriebig oder im Gegenteil teilnahmslos. Menschen verspüren oft eine innere Unruhe, ein inneres Vibrieren, wobei sie aber nach außen sehr müde und antriebslos wirken können (kraftlos und trotzdem aufgewühlt).

Stark hervortretende Augäpfel sind das antlitzanalytische Zeichen für einen Mangel an Nr. 14 Kalium bromatum und stehen oft in Zusammenhang mit Regulationsstörungen der Schilddrüse. Daher wird Nr. 14 Kalium bromatum meist gemeinsam mit Nr. 15 Kalium iodatum gegeben, besonders bei großer innerer Unruhe. Zum Unterschied dazu wird die Nr. 15 eher bei Herzrasen und bei einer gefühlsmäßigen Überforderung gebraucht.

Der Genuss von Kochsalz ist weitestgehend einzuschränken, da es die Wirkung von Kalium bromatum stark vermindert.

Die nervösen Zustände stehen immer mit Aufregung in Zusammenhang. Weiter ist Kalium bromatum angezeigt bei Kopfschmerzen, auch als Folge geistiger Überanstrengung, bei Migräne und unter anderem als Beruhigungsmittel, auch bei Schlaflosigkeit.

Der Einsatz von Kalium bromatum Nr. 14 ist zu überlegen bei Schilddrüsenerkrankungen, auch bei der Basedowschen Krankheit, sowie bei Schleimhautreizungen, Regelstörungen und nervösen Sehstörungen.

Anmerkung:
Brom ist im menschlichen Körper nur in sehr geringen Mengen vorhanden. Es wurde in den so genannten endokrinen Drüsen

gefunden, das sind Drüsen mit innerer Ausschüttung. Mängel verursachen hauptsächlich Belastungen bzw. Störungen im Bereich der Nerven, des Gehirns und der Drüsen.

Nr. 15 – Kalium iodatum

Kalium iodatum Nr. 15 ist »das« Schilddrüsenmittel. Iodid ist Bestandteil der Schilddrüsenhormone. Obwohl Iodid auch von anderen Organen bzw. Zellen außerhalb der Schilddrüse aufgenommen wird, reichert es sich dort nicht an, da in diesem Gewebe keine Organifizierung des Iodids erfolgt. Nr. 15 Kalium iodatum beeinflusst die Blutzusammensetzung, dämpft erhöhten Blutdruck, dient der Anregung der Herz- und Hirntätigkeit, fördert den Appetit und die Verdauung. Es wird des weiteren bei Arteriosklerose und rheumatischen Gelenkschwellungen angewendet. Wegen seines Jodgehaltes ist Kalium iodatum ein geeignetes Mittel zur Behandlung von Schilddrüsenstörungen. Es wird in der Biochemie nach Dr. Schüßler allgemein als Regulativ bei Schilddrüsenstörungen eingesetzt, ob Struma, Über- oder Unterfunktion der Schilddrüse, die grundsätzlich als Fehlfunktion gesehen werden.

Anmerkung:
Das über die Nahrung aufgenommene Jodid wird über die Blutbahn als Plasma-Jodid in die Schilddrüsenzellen aufgenommen und dort an das Protein Thyreoglobulin gebunden. Das Jodid hat auch Radikalfänger Eigenschaften und stärkt das Immunsystem. Immerhin 10 % des Gesamtjodids sind im Körper ungebunden vorliegend.

Zeichen für einen Mangel: Ein Mangel äußert sich vor allem am ständigen krampfhaften Räuspern, einem Druck am Hals, der sich bis zu einem Würgegefühl steigern kann. Kropf, Herzrasen und Schweißausbrüche sind weitere Zeichen für einen Mangel an Kalium iodatum Nr. 15. Auch Schwindelgefühle gehören hierher. Bei Niedergedrücktheit und Weinerlichkeit aus dem Gefühl der Überforderung heraus, zusammengefasst als depressive Stimmung, ist das Kalium iodatum angebracht.

Nr. 16 – Lithium chloratum

Lithium beeinflusst auch den Schilddrüsenstoffwechsel. Dabei bremst es die Jodaufnahme der Schilddrüse, was aber eine eher spezifische Anwendung in Richtung Schilddrüse verlangt und allenfalls bei Hyperthyreose zum Tragen kommen kann. Lithium chloratum Nr. 16 ist wichtig für eine gute Immunabwehr, auch z. B. zur Abwehr von Herpes Viren.

In der Biochemie nach Dr. Schüßler hat Lithium eine besondere Wirkung auf gichtisch-rheumatische Erkrankungen mit schmerzhafter Anschwellung und Versteifung der Gelenke. Betroffen sind vorwiegend die kleinen Gelenke der Extremitäten. Die Wirkung liegt vor allem im Einfluss auf die Lösung der Harnsäure und in der Aufhebung der schädigenden Wirkung bestimmter Stoffe im Inneren der Zelle. Lithium chloratum wird erfolgreich eingesetzt bei Beschwerden mit Beteiligung des Herzens, die sich in Herzstichen, Herzklopfen, Herzzittern und Herzflattern zeigen, auch bei Entzündungen der ableitenden Harnwege. Außerdem kommt es in Frage bei Nierenentzündungen, Nierenstauungen, Blasenentzündungen, Blasenkatarrhen, Harnröhrenkatarrhen, Aderverkalkungen.

Anmerkung:
Lithium kommt im menschlichen Körper nur in außerordentlich kleinen Mengen vor, so dass es lange gedauert hat, bis es überhaupt festgestellt werden konnte. Doch gerade bei diesem Mineralstoff zeigt es sich, dass es bei der Bedeutung eines Stoffes

für den Körper vor allem auf seine angemessene Dosierung ankommt.

Nr. 17 – Manganum sulfuricum

Mangan ist ein essentielles Spurenelement. In der Biochemie nach Dr. Schüßler wird dieser Mineralstoff unterstützend zu Ferrum phosphoricum Nr. 3 gegeben, außerdem bei Blutstauungen in den Gefäßen. Er ist beteiligt an der Blutgerinnung, ist angezeigt bei Arteriosklerose, damit der Bildung von Plaques an den Innenwandungen der Blutgefäße vorgebeugt wird, bei Nervenschwäche, Gedankenschwäche infolge Überarbeitung, bei Knorpelschäden, weil die Knorpelbildung gefördert wird, besonders in Kombination mit Nr. 8, bei Osteoporose wird die Knochenmineralisation gefördert und bei Energiemangel, weil mit Mangan auch ATP-Komplexe gebildet werden können, und es wirkt antioxidativ.

Manganum sulfuricum Nr. 17 ist angezeigt bei Diabetes, bei Hepatitis, bei Alkoholabusus, bei rheumatoider Arthritis, bei wandernden rheumatisch-gichtischen Beschwerden, welche sich bei Witterungswechsel vor allem zu nass-kaltem Wetter verschlimmern, bei Säurebelastung, aber auch bei Zahnschmerzen Sehschwäche und Augenlidentzündungen. Außerdem wird der Harnstoffwechsel gefördert.

Beim Aufbau einer guten physischen Leistungsfähigkeit spielt Manganum sulfuricum Nr. 17 eine bedeutende Rolle.

Nr. 18 – Calcium sulfuratum

Über dieses Ergänzungsmittel ist noch wenig bekannt. Als Anwendungsgebiete werden Erschöpfungszustände mit Gewichtsverlust (trotz Heißhunger) angegeben.

Offensichtlich ist dieses Salz wegen seines Anions, dem Sulfid, und weniger wegen des Calciumions eingeführt worden. So wird zumindest die Wirkung von Schöpwinkel als »*Bremse gegen eine hemmungslose Oxydation*« beschrieben, zitiert in Joachim Broy's Buch über die Ergänzungsmittel zur Mineralstofftherapie nach Dr. Schüßler. Wird die verdünnte Form von CaS als Regulans der Oxidationsprozesse bei der Disulfidbrückenbindung/bzw.-spaltung gesehen, kann es einen gewissen Stellenwert bekommen. Dieser muss aber noch in zahlreichen Anwendungen festgelegt werden. Hinsichtlich der Ausleitung von Schwermetallen, besonders auch Amalgam, hat dieser Mineralstoff sicher eine besondere Bedeutung.

Nr. 19 – Cuprum arsenicosum

Kupfer und Zink sollten auf der Makro-Ebene nicht gemeinsam eingenommen werden, weil sie sich direkt konkurrenzieren. Besonders eine erhöhte Zinkeinnahme führt längerfristig zu Kupfer-Verarmung.

Im Mikrobereich, der Biochemie nach Dr. Schüßler, ist die gleichzeitige Einnahme als Kombination bzw. Mischung in der Tagesdosis möglich.

Bestehen Mängel an Kupfer im Körper, muss nicht sofort an eine hoch dosierte Kupfersupplementierung gedacht werden. Es erscheint eine Substiution im Sinne einer feinstofflichen intrazellulären Kupfersupplementierung durch Nr. 19 Cuprum arsenicosum besonders wichtig und für uns sinnvoll.

Anwendungsmöglichkeiten ergeben sich für Nr. 19 Cuprum arsenicosum in folgenden Bereichen: bei Krämpfen des Zentralnervensystems, weshalb es auch bei Epilepsie begleitend überlegt werden könnte. Es hat Bedeutung für die geistige Entwicklung von Kindern, ist ein Krampfmittel und wichtig für den Gehirnstoffwechsel. Es ist bedeutungsvoll in Kombination mit anderen Mineralstoffen bei Fieberkrämpfen, Koliken des Magen-Darm-Traktes, chronischen Kopfschmerzen, in der Schwangerschaft und bei Stressbelastungen. Es unterstützt den Bindegewebs- und Knochenaufbau, ist an der Bildung von Melanin, dem Pigmentierungsstoff der Haut, beteiligt, hat einen Einfluss auf die Schilddrüse, wirkt antioxidativ, unterstützt den Eisenhaushalt, auch den Cholesterinstoffwechsel, ist angezeigt bei Menstruationsbeschwerden und kann auch bei Restless legs angewendet werden.

Nr. 20 – Kalium-Aluminium sulfuricum

Hinweis: Es kann bei der Einnahme ein metallischer Geschmack auftreten.

Aus dem Vergiftungsbild von Aluminium abgeleitet, wird der Mineralstoff vorzugsweise bei Verstopfung und Blähkoliken eingesetzt – es kommt ja bei zu langer Einnahme von Antazida mit Aluminiumanteil zu Verstopfungen und unter Umständen durch mangelnde Verdauung der Speisen (die Magensäure wurde ja gebunden) zu Blähungen, die mit kolikartigen Beschwerden einhergehen.

Die Irritationen des Nervensystems, also bei vorliegender Aluminiumbelastung, sind ebenso ein Anwendungsgebiet für Kalium Aluminium sulfuricum Nr. 20. Weitere Wirkungsbereiche: Trockenheit der Schleimhäute, trockener Husten, Mund- und Halstrockenheit, Obstipation, trockene spröde Haut.

Nr. 21 – Zincum chloratum

In der Biochemie nach Dr. Schüßler kann, im Gegensatz zur medizinisch wissenschaftlichen Empfehlung Zink mit z.B. Kupfer kombiniert, werden.

Anwendungsmöglichkeiten dieses Mineralstoffes: bei Lichtempfindlichkeit und Nachtblindheit, bei brüchigen Nägeln, gerillten Nägeln und/oder weißen Flecken auf den Nägeln, bei Wachstumsstörungen und verzögerter sexueller Entwicklung bei Kindern, wenn das Geruchs- und Geschmacksempfinden reduziert ist, bei Haarausfall, auch bei vorzeitigem Ergrauen, bei Diabetes Typ I, bei Ekzemen, Schleimhautproblemen, bei Schwangerschaftsstreifen, bei schlechter Wundheilung, Abszessen, oxidativer Belastung, bei Nervosität. schlechtem Einschlafen, und Unruhe. Es sollte in Kombination mit anderen Mineralstoffen eingesetzt werden bei Osteoporose, Knochenstoffwechselerkrankungen, zur Unterstützung der Alkoholentgiftung der Leber, der Schilddrüsenregulierung, bei Immunschwäche, Stressbelastung und zur Unterstützung der Sportler. Bei vorliegender Schwermetallbelastung wird körpereigenes Zink verbraucht.

Nr. 22 – Calcium carbonicum

Da man mit Calcium carbonicum die Konstitution eines Menschen beeinflussen kann, leitet sich eine langsame, aber anhaltende Wirkung ab. Es wirkt sich auf das vegetative System aus und steuert Nahrungsaufnahme und Ausscheidungen. Zu den Calciumverbindungen gehörend, kommt es natürlich zum Einsatz bei allen Knochenleiden. Geht ein Mensch lange Zeit mit seinem Willen über seine körperlichen Grenzen hinweg, verbraucht sich dieser Mineralstoff übermäßig.

Anzuwenden bei Neigung zu chronischen Schleimflüssen, Schleimhautkatarrhen der Augen, Ohren und Luftwege, bei Durchfällen, schwächlichem Körperbau und schlechter Ernährung. Bei Anlage zum Dick- und Fettwerden in jungen Jahren ist an dieses Mittel zu denken. Auch das Leben im Gebirge (»inner Gebirg«) scheint diesen Mineralstoff im Körper zu erschöpfen, weil er sich permanent gegen die starke Strahlung der Berge abschirmen muss.

Calcium carbonicum Nr. 22 ist vor allem ein Kindermittel, speziell bei allgemeinen Entwicklungsrückständen.

Nr. 23 – Natrium bicarbonicum

Nr. 23 Natrium bicarbonicum wird bei einer starken Übersäuerung im Magen gegeben, es hat auch direkten Einfluss auf die Tätigkeit der Bauchspeicheldrüse in Bezug auf das basische Bikarbonat.

Aber auch die Ammoniakentgiftung in der Leber kann mit der Nr. 23 angeregt, bzw. reguliert werden. Die in der Leber stattfindende Harnstoffsynthese braucht Hydrogencarbonat und Ammonium-Ionen. Um das Ammoniak auszuscheiden, wird Harnstoff erzeugt, der nicht giftig ist und über die Nieren ausgeschieden wird.

Dieser Mineralstoff unterstützt die Ausscheidung aller harnpflichtiger Substanzen, die über den Harn ausgeschieden werden müssen.

Nr. 24 – Arsenum iodatum

Arsen hat eine große Affinität zu Sauerstoff, Phophor, Schwefel und Jod, also Stoffen, die direkt oder indirekt mit der Verbrennung und Umsetzung von Körpersubstanzen zu tun haben.

Minimale Gaben von Arsen mobilisieren bereits in den Geweben fixiertes Gift und bringen es zur Ausscheidung, was bei einer Stimulierung der Ausscheidung von Giften erwünscht ist.

Anzuwenden bei Hyperthyreose, womit der Grundumsatz steigt und das Gewicht sinkt. Weitere Anwendung bei: permanentem Kältegefühl, Blaufärbung der Extremitäten, Schweratmigkeit, verminderter Lungenfunktion, Schwächung nach/bei Lungenkrankheiten, vermehrter Speichelsekretion, zähem Bronchialsekret, Heuschnupfen, allergischem Asthma, nässenden Ekzemen, chronisch juckenden Hautausschlägen, Abmagerung, Vergiftungen (Arsenablagerungen) und chronischem Darmkatarrh.

Nr. 25 – Aurum chloratum natronatum

Dieser Mineralstoff bewirkt über seinen Einfluss auf die Zirbeldrüse die ausreichende Ausschüttung von Melatonin, dem »Rhythmushormon«.

Vollmond und Neumond können einen Einfluss auf die lichtabhängige Freisetzung des Melatonins haben, weshalb es bei »Schlafwandeln« bzw. »Mondwandeln« angewendet werden kann.

Ältere Menschen zeigen nachts nicht mehr so hohe Melatoninwerte, weshalb der Einsatz von Aurum chloratum natronatum Nr. 25 bei Schlafstörungen älterer Menschen angezeigt ist.

Aus den Funktionen des Melatonins ergeben sich folgende Anwendungsmöglichkeiten: Einfluss auf Schlaf-Wachrhythmen,

Jet-Lag, Schlafstörungen, Radikalen-Fänger bei oxidativem Stress, Einfluss auf die Fruchtbarkeit, wirkt sich auf den gesamten Hormonhaushalt aus, ist an der Regelung der Körperkerntemperatur beteiligt: Beeinflussung der Durchblutung der Peripherie, blutdrucksenkend mit anderen Nummern, bei Menstruationsbeschwerden, Entzündungen und Verhärtungen der weiblichen Geschlechtsorgane, Endometriose, wenn die Pap-Werte nicht in Ordnung sind, Myome, Zysten, Polypen, depressive Verstimmungszustände und PMS, Hormonschwankungen, chronische Lebererkrankungen und Beschwerden bei Angina pectoris (Brustenge, Herzenge).

Nr. 26 – Selenium

Dieser Mineralstoff wird häufig in Kombination mit Nr. 10 Natrium sulfuricum gegeben, besonders um die oxidative Schädigung der Leber zu entlasten bzw. die Leberstoffwechselsituation vor allem in Bezug auf die Entgiftungsleistung der Leber zu verbessern. Er kann auch in der Krebsvorsorge eingesetzt werden (Melanom), außerdem bei Arteriosklerose und Thromboseneigung, als Schilddrüsenregulativ, in der Antioxidantienmischung der Biochemie nach Dr. Schüßler, bei Herpesanfälligkeit, bei Augenerkrankungen und Sehstörungen: Netzhaut und Iris sind besonders reich an Selen; bei Schwermetallvergiftungen, bei neurasthenischen Beschwerden, leichter Erschöpfbarkeit, Nachlassen der körperlichen und geistigen Leistungsfähigkeit, bei Neigung zu Flugthrombose, bei Alkoholentzug, bei Raucherentwöhnung und Diabetes.

Nr. 27 – Kalium bichromicum

Schöpwinkel hat schon mit diesem Mittel gearbeitet und zwar zum Zweck der Reinigung und Erneuerung des Blutes, besonders bei Anämie, aber auch bei Diabetes; ferner auch zur Behandlung der Basedow- Erkrankung und der Erkrankungen der Nebennieren. Dieser Mineralstoff unterstützt außerdem die Eisenaufnahme, ist an der Regulierung der Cholesterinwerte beteiligt und damit an der Arteriosklerosevorbeugung, ist für Sportler von großer Bedeutung, wird angewendet bei Akne und beeinflusst auch die Schilddrüsentätigkeit. Es ist ein Mittel bei allen Schleimhautkatarrhen, besonders bei sehr zäh-strähnigen Schleimabsonderungen (in Kombination mit Nr. 4 Kalium chloratum). Bei geschwürartigen Veränderungen der Haut (langwierige Hornhautgeschwüre) und chronischen Eiterungen oder Katarrhe sollte an eine Kombination mit Nr. 12 Calcium sulfuricum gedacht werden. Nr. 27 – Kalium bichromicum beeinflusst den Hunger-Sättigungs-Mechanismus und fördert so die Gewichtsabnahme (Essbremse).

Äußere Anwendungen

Bäder und Waschungen

Bei entsprechenden Beschwerden sind die dafür notwendigen Mineralstoffe im Bade- oder Waschwasser aufzulösen, wobei von jeder Nummer 10 bis 20 Pastillen genommen werden. Die zu wählenden Mineralstoffe können entweder dem Anwendungsteil entnommen, oder aufgrund eigener Erfahrungen ausgesucht werden. Die Anwendung kann als Ganzbad, Fußbad, Unterarmbad, Handbad, als Ganz-, Teil- oder Kopfwaschung erfolgen.

Auflegen von Mineralstoffen

Werden die Mineralstoffe aufgelöst, lassen sie sich wunderbar über die Haut dem Körper von außen zuführen. Entweder können Tupfer, Mullbinden oder Tücher (Wickel), aufgelegt werden, die mit wirkstoffhaltigem Wasser getränkt sind, oder die aufgelösten Tabletten werden als Brei aufgetragen. Der aufgelegte Mineralstoffbrei soll mit einer Frischhaltefolie abgedeckt werden, damit er nicht zu rasch eintrocknet. Je nach Beschwerden bleibt der Brei 20 Minuten bis zu 2 Stunden auf der belasteten, zu behandelnden Stelle und wird dann mit lauwarmem Wasser abgewaschen. Ein Brei kann mehrmals hintereinnander, beispielsweise bei einer Verbrennung oder einer Sehnenzerrung, aufgetragen werden, auf jeden Fall so lange, bis sich ein Erfolg einstellt.

Salben, Gele, Cremegele

Salben können entweder mehrmals am Tag hauchdünn aufgetragen, einmassiert, oder als messerrückendicker Belag auf die betroffene Hautpartie aufgebracht werden. Dieser wird durch einen Verband abgedeckt und täglich nach Bedarf erneuert. Diese Form der Applikation (Anwendung) eignet sich besonders gut für die Nacht.

Auf eine gereinigte offene Wunde kann ohne weiteres eine Heilsalbe aufgetragen werden. Der Fettanteil ermöglicht einen elastischen Wundrand und damit ein besseres krustenfreies Heilen. Heute werden Salben mit einem Wasseranteil bevorzugt, Emulsionssalben. Mit der Lipidkomponente (Fettkomponente) entsteht eine Wasser-in-Öl-Emulsionssalbe. Auch hier ist die Abgabe des Mineralstoffes gewährleistet, da beim Auftragen der Salbe auf die Haut die Emulsion den wasser- und mineralstoffhältigen Anteil freigibt. Die Fettkomponente pflegt die Haut.

Für fettarme und besonders tiefenwirksame Anwendungen sollte jedoch auf Cremegele zurückgegriffen werden. Im Unterschied zur Salbe wird dem Mineralstoff beim Cremegel ein besonders gutes Eindringen in das Hautgewebe ermöglicht, weil es zu einem hohen Prozentsatz Wasser enthält und fettfrei ist.

Bei längerer Verwendung, bei chronischen Beschwerden, kann eine rückfettende Komponente wünschenswert sein. Beim Cremegel bleibt die intensive Tiefenwirkung des Cremegels erhalten.

Mineralstoffe als Cremegele und Salben

Nr. 1 – Calcium fluoratum

Gewebeverhärtungen, Narbengewebe, verhärtete Lymphknoten, Drüsen, Krampfadern, Hämorrhoiden, Bänderschwäche (Schlottergelenke), Hornhaut, Schrunden, Risse, Nagelverwachsungen, Nagelbetteiterungen.

Nr. 2 – Calcium phosphoricum

Muskelkrämpfe, Muskelspannungen, Verspannungen im Nacken, Spannungskopfschmerz, bellender Husten vor allem bei Kindern, bei unruhigem Herzschlag (Brustkorb), übermäßige Schweißbildung, Knochenbrüche, Schmerzen in alten Knochenbrüchen.

Nr. 3 – Ferrum phosphoricum

»Erste Hilfe«, Verletzungen, Prellung, Zerrung, Entzündungen, pulsierendes Pochen, Rötung, Hitze, Schwellung, Abschürfungen, Gelenkentzündungen, akute Schmerzen, Sonnenbrand, Verbrennungen (in Verbindung mit der Nummer 8).

Nr. 4 – Kalium chloratum

Husten, Hautgrieß, Couperose, Besenreiser, Krampfadern, Verklebungen, Verwachsungen, Abklingen von Entzündungen der Sehnenscheiden und der Schleimbeutel.

Nr. 5 – Kalium phosphoricum

Schlecht heilende Wunden, übel riechende Geschwüre, nekrotische Wundränder, Gewebsquetschungen (in Verbindung mit

Nr. 4), Folgen von Überanstrengung (Tennisarm, Golfschulter), schwere Erschöpfungen in Muskeln, Überanstrengung des Herzens, Lähmungen (empfehlenswert ist das Gel, da es sehr schnell eindringt).

Nr. 6 – Kalium sulfuricum

Hautschuppen. Hautpflege, eitrig-schleimige Absonderungen (Ekzeme, Neurodermitis, Schuppenflechte), Muskelkater, Druckgefühl im Oberbauch, bräunlichgelblicher Schleim aus der Nase (Nasengel), bei Auftreten von bräunlich-gelbem Schleim im Bereich der Nase, Ohren, Neben-, Stirn- und Kieferhöhlen äußerlich auftragen.

Nr. 7 – Magnesium phosphoricum

Blitzartig schießende, rasch die Stelle wechselnde Schmerzen (vor allem bei Koliken: Nieren-, Galle- oder Blasenstein, Blähungskrämpfe, Menstruationsbeschwerden), Magenkrämpfe, nervöses Hautjucken, »hektische Flecken«, bei beginnender Migräne (auf Nacken, Stirn und Schläfen auftragen), bei Angina pectoris (Brustkorb), bei durch unwillkürliche Anspannungen verursachte Durchblutungsstörungen in den Extremitäten.

Nr. 8 – Natrium chloratum

Nässende Hautausschläge, Knorpelprobleme, Sehnen, Bänder, Gicht, Bandscheibenbeschwerden, Insektenstiche (bei heftigen Reaktionen zuerst einen Mineralstoffbrei auflegen).

Nr. 9 – Natrium phosphoricum

Fette Haut, Akne, Pickel, Abszesse (Schweißdrüsenabszesse), Mitesser, geschwollene Lymphknoten, rheumatische Schwellungen (besonders der kleinen Gelenke), schlecht heilende Wunden.

Nr. 10 – Natrium sulfuricum

Geschwollene Hände und Füße infolge Verschlackung, Bläschen mit grüngelblich, wässrigem Inhalt, Sonnenallergie, Warzen (in Kombination mit der Nr. 4), Erfrierungen, Leber- und Gallenprobleme.

Nr. 11 – Silicea

Abgekapselte Eiterungen (in Kombination mit Nr. 9), Falten (besonders zur Vorbeugung), Bindegewebsschwäche, Bindegewebsrisse (Vorbeugung in der Schwangerschaft), nervöse Zuckungen, Leistenbruch, Nabelbruch.

Nr. 12 – Calcium sulfuricum

Gicht, Rheuma, offene Eiterungen.

Mischungen

Bestimmte Kombinationen haben sich als sehr wirkungsvoll erwiesen und jeder Anwender kann sie für sich selbst mischen. Es gibt dabei keine Begrenzung für die Anzahl der Nummern.

Es gibt aber auch die Möglichkeit, fertige Mischungen der Adler Pharma zu verwenden, die sich sehr gut bewährt haben und von denen folgende zur Verfügung stehen:

M-Cremegelmischung E: Diese Mischung ist speziell für zu Ekzemen neigender Haut entwickelt worden: für die Entzündung, die belasteten Drüsen, die belastete Oberhaut, den Juckreiz, zur Feuchtigkeitsversorgung und zum Abbau der juckenden Schlacken.

M-Salbenmischung H: Bei Husten, auch zur Vorbeugung, ist eine Salbe zu empfehlen, da sie die Mineralstoffe im Laufe der Nacht abgibt und einen leichten Wärmestau erzeugt. Bellender Husten, sowie die Schleimbildung aber auch die krampfartigen Spannungen in den Bronchien werden durch diese Salbe gelindert bzw. rasch abgebaut

Bei einem Reizhusten am Beginn der Heizperiode sollte zusätzlich Natrium chloratum eingenommen werden.

M-Cremegelmischung N, M-Salbenmischung N: Neurodermitis entsteht hauptsächlich dadurch, dass bei einer mangelhaften Schlackenausscheidung die Schlackenstoffe über die Haut ausgeschieden werden. Bei starkem Juckreiz ist das weiter unten angeführte Mineralstoffbad sehr hilfreich. Ob ein Cremegel oder eine Salbe gewählt wird, hängt vom subjektiven Empfinden ab. Folgende Bereiche unterstützen die enthaltenen Mineralstoffe: Entzündungen, Versorgung der Oberhaut und Abtransport der Schlacken, Reduzierung des Juckreizes, Flüssigkeitshaushalt der Haut, Säureabbau und Ausscheidung der Schlacken.

M-Gelmischung W: Wunden brauchen, sofern sie nicht ärztlich versorgt werden müssen, eine rasche Vorgehensweise und Versorgung. Das Gel hat eine leicht desinfizierende Wirkung und sorgt für die Wiederherstellung der Oberhaut, reduziert die Schmerzen, stillt das Blut und bringt eine rasche Linderung. Es liefert die Energie für den Regenerationsprozess, baut das neue Gewebe auf und ist für den Aufbau von Bindegewebe unerlässlich.

Biochemische Körperpflege

Eine neu entwickelte biochemische Körperpflegelinie der Adler Pharma rundet das Angebot zur Biochemie nach Dr. Schüßler ab:

Facecare – Gesichtspflegeprodukte

Face Clean: Ein mildes Zuckertensid zur Gesichtsreinigung mit Teebaumöl.

Face Fresh: Ein mildes Gesichtswasser ohne Alkohol mit Teebaumöl.

Gesichtscreme rosa: Eine Feuchtigkeit spendende Gesichtscreme für die ganze Familie.

Gesichtscreme für anspruchsvolle Haut: Eine Gesichtscreme für die empfindliche, zu Hautrötungen neigende Haut, mit wertvollem Borretschöl und Lecithin.

Seborive: Eine Feuchtigkeit spendende und pflegende Gesichtscreme für Haut, die zu Mitessern und Akne neigt.

Lippenbalsam: Lippenpflege für rissige und zu Bläschen neigenden Lippen.

Bodycareprodukte – Körperpflege

Dusch'n Fun Duschgel: Ein Duschgel für Körper und Haare, so mild, dass es auch zur täglichen Rasur verwendet wird

Evocell: Eine Körpercreme mit Olivenölzusatz, bei Cellulite.

Körpercreme Regeneration: Eine Körpercreme mit Olivenölzusatz für die tägliche Körperpflege.

Tendiva: Eine Körperlotion, die besonders pflegend ist für feuchtigkeitsarme Haut.

Hand & Nail Lotion: Eine Pflegelotion für Hände und Nägel für den Tag, weil fettarm und Feuchigkeit spendend – pflegt Hände und Nägel mit wertvollen, natürlichen Rohstoffen.

Massageöl: Eine feine Olivenölemulsion zur Entspannung, Muskelregeneration und Gelenkpflege.

Specials

Askinel: Eine Kälteschutzcreme, fette Handcreme, auch bei überaus starker Hornhautbildung an Fersen. Macht harte, unelastische, störende Narben wieder weich und geschmeidig.

Base Dent: Die basische Mineralstoffzahnpasta ohne Mentholzusatz und ohne Fluorzusatz, ohne Konservierungsmittel, mit einem feinen Geschmack, Homöopathie geeignet.

CouBeVen: Pflegecreme für müde Beine, überbeanspruchte Venen und Couperose.

Pre & After Sun: Ein fettfreies Gel vor und nach der Sonne, auch bei Sonnenallergie.

Regodol Sportserie

Pre Sport Gel: Vor dem Sport aufgetragen, als Vorsorge für Muskelkater.

After Sport Lotion: Nach dem Sport, Pflege und Regeneration der Muskulatur.

Regidol Gelenkecreme: Bei überbeanspruchten und schmerzenden Gelenken.

Entschlackungspaket der Adler Pharma

Zell Fit: Entschlackung mit Mineralstoffen (Pulver)

Hepaxen: Mineralstoffkombination nach Dr. Schüßler zur Ausleitung von Fremdstoffen und Schwermetallen.

Mineralstoffbadesalz: Lindert Juckreiz, leitet energetische Spannungen ab.

BaseCare: Basisches Bad, entsäuert und entschlackt, auch als Breimaske geeignet bei Cellulite, Akne, Sonnenallergie, usw. Als Kombination zur Anwendung des Zell Fit besonders wichtig, um eventuelle Säure- und Schadstoffﬂuten aufzufangen.

Adler Ortho, die neue Nährstofflinie

Ideal zur Kombination mit Schüßler-Salzen. Die Adler-Ortho-Kapseln von Nr. 1 bis Nr. 12 sind Nährstoffkombinationen, die auf die Wirkungsbereiche der 12 Basismineralstoffe nach Dr. Schüßler abgestimmt sind.

Liegt ein überaus großer Mangel an einem bestimmten Schüßler-Salz vor, dann ist es empfehlenswert, das entsprechende Adler-Ortho-Präparat mit der gleichen Nummer dazuzunehmen. Auf diese Weise wird der Mangel rascher aufgefüllt. Es kommt zu einer wechselseitigen, einander unterstützenden Wirkung von Schüßler-Salzen und Nährstoffen.

Die Verpackung der Kapseln ist verrottbar und enthält kein Aluminium. Die Kapseln bestehen aus pflanzlicher Zellulose, sind glutenfrei und enthalten keinerlei Farbstoffe.

Innere Anwendungen von A–Z

Die Selbstbehandlung mit Mineralstoffen nach Dr. Schüßler beschränkt sich auf alle jene Beschwerden und Störungen, die der Laie in verantwortungsbewusster Einstellung selbst behandeln kann. Schwere Erkrankungen gehören unbedingt in ärztliche Behandlung. In diesen Fällen ist ausschließlich eine unterstützende Begleitung mit Mineralstoffen nach Dr. Schüßler möglich.

Die angegebenen Dosierungstabellen sind Erfahrungswerte, die sich in jeweils Hunderten von Fällen bewährt haben. Besonders sensible Menschen und Kinder sollten mit ungefähr der Hälfte oder einem Drittel der angegebenen Menge beginnen und die Menge nur steigern, wenn der gewünschte Erfolg nicht eintritt. Ältere und besonders belastete Menschen beginnen mit einer Anfangsdosierung von einem Drittel oder Viertel der angegebenen Menge und steigern diese, bis die gewünschte Wirkung eintritt.

Aber auch nach oben sind kaum Grenzen gesetzt. Wenn jemand mehr einnehmen möchte als angegeben, weil er das Verlangen danach hat, sollte er diesem Verlangen nachgeben.

Manche Mischungen werden durch eine äußere Anwendung wesentlich unterstützt. Wenn es dazu ein fertiges Präparat der Adler Pharma gibt, wird es erwähnt, um einen einfachen praktischen Zugang zur Biochemie nach Dr. Schüßler zu gewährleisten.

Betriebsstörungen, Krankheiten	Mineralstoffe	Stück/ Tag
Abführmittel: Folge von übermäßigem Gebrauch	Calcium fluoratum – Nr. 1	7
	Kalium phosphoricum – Nr. 5	10
	Magnesium phosphoricum – Nr. 7	»heiße 7«
	Natrium chloratum – Nr. 8	10
	Natrium sulfuricum – Nr. 10	10
Ablagerungen: durch Säurebelastung	Calcium phosphoricum – Nr. 2	10
	Natrium phosphoricum – Nr. 9	10–20
	Silicea – Nr. 11	7
	Natrium bicarbonicum – Nr. 23	7
Ablehnung von ...	Siehe: Bedürfnis nach ...	
Abmagerung: ärztliche Abklärung!	Calcium phosphoricum – Nr. 2	10
	Kalium phosphoricum – Nr. 5	10
	Natrium chloratum – Nr. 8	10
	Natrium phosphoricum Nr. 9	10
	Silicea – Nr. 11	7
	Kalium arsenicosum – Nr. 13	7
	Calcium sulfuratum Nr. 18	7

Bei unerklärlicher **Gewichtsabnahme** oder **Abmagerung** muss unbedingt durch einen Arzt die Ursache gefunden werden. Beim gewollten und gezielten Abnehmen sollte beachtet werden, dass Fettschichten sehr viele Einlagerungsstoffe enthalten, die beim Abnehmen frei werden. Bei Eiweißdickleibigkeit ist auf die Unfähigkeit des Körpers, Eiweiß abzubauen, zu achten. Beim Abnehmen muss immer auf die geordnete Ausscheidung der Abbauprodukte (Schlacken bzw. der Belastungsstoffe) beachtet werden.

Betriebsstörungen, Krankheiten	Mineralstoffe	Stück/ Tag
Abnehmen: reduziert das Hungergefühl	Magnesium phosphoricum – Nr. 7	»heiße 7«
	Natrium phosphoricum – Nr. 9	20
	Kalium bichromicum Nr. 27	10

Betriebsstörungen, Krankheiten	Mineralstoffe	Stück/ Tag
Abschuppungen: nach schweren Krankheiten (Schuppen mit klebrigem Untergrund)	Kalium sulfuricum Nr. 6 Natrium sulfuricum Nr. 10	20 20
Abschuppungen: mehlartig	Kalium chloratum Nr. 4	10

Bei **Absonderungen** ist zu unterscheiden, um welche es sich handelt. Bräunlich-gelbe schleimige Absonderungen, die auf einen Mangel an Kalium sulfuricum – Nr. 6 hinweisen, sind kein Eiter, sondern Schleim, den der Körper aufgrund des Mineralstoffmangels nicht mehr binden kann.

Betriebsstörungen, Krankheiten	Mineralstoffe	Stück/ Tag
Absonderungen: ätzend, brennend	Natrium chloratum – Nr. 8	20
Absonderungen: beißend juckend	Natrium sulfuricum – Nr. 10	20
Absonderungen: bräunlich-gelblich, ocker	Kalium sulfuricum – Nr. 6	20
Absonderungen: eitrig, dick, gelb	Natrium phosphoricum – Nr. 9 Silicea – Nr. 11 Calcium sulfuricum – Nr. 12	20 20 20
Absonderungen: eitrig, wässrig	Natrium phosphoricum Nr. 9 Natrium sulfuricum – Nr. 10 Silicea – Nr. 11 Calcium sulfuricum – Nr. 12	10 10 10 20
Absonderungen: glasklar (wie beim Schnupfen)	Natrium chloratum – Nr. 8	20

Betriebsstörungen, Krankheiten	Mineralstoffe	Stück/ Tag
Absonderungen: grünlich	Natrium sulfuricum – Nr. 10	20
Absonderungen: salzig brennend	Natrium chloratum – Nr. 8	20
Absonderungen: sauer scharf	Natrium phosphoricum – Nr. 9	20
Absonderungen: wässrig und schleimig	Natrium chloratum – Nr. 8	20
Absonderungen: weißlich (Schleim beim Husten)	Kalium chloratum – Nr. 4	20
Abstillen	Natrium sulfuricum – Nr. 10	20
Abszess: Vorbeugung	Natrium phosphoricum – Nr. 9	20
Abszess: wenn schon eitrig	Ferrum phosphoricum – Nr. 3 Natrium phosphoricum – Nr. 9 Silicea – Nr. 11 Calcium sulfuricum – Nr. 12 Zincum chloratum Nr. 21	10 10 10 20 7
Abwehrkraft: Stärkung (über längere Zeit)	Ferrum phosphoricum – Nr. 3 Kalium phosphoricum – Nr. 5 Natrium chloratum – Nr. 8 Natrium phosphoricum – Nr. 9 Zincum chloratum Nr. 21 Selenium Nr. 26	10 10 10 10 7–10 10
Abwehrschwäche	Ferrum phosphoricum – Nr. 3 Kalium chloratum – Nr. 4 Kalium phosphoricum – Nr. 5 Natrium chloratum – Nr. 8 Natrium phosphoricum – Nr. 9 Natrium sulfuricum – Nr. 10 Zincum chloratum Nr. 21	10–20 10 20 10 10 20 7–10

Betriebsstörungen, Krankheiten	Mineralstoffe	Stück/ Tag
Aderverkalkung	Siehe: Arterienverkalkung	
Afterekzem, Analekzem. Die Mischung sollte auch äußerlich als Cremegel angewendet werden.	Ferrum phosphoricum – Nr. 3 Kalium chloratum – Nr. 4 Kalium sulfuricum – Nr. 6 Natrium chloratum – Nr. 8 Natrium sulfuricum – Nr. 10	10 10 20 20 30
Aftereinrisse Die Mischung sollte auch äußerlich als Cremegel angewendet werden.	Calcium fluoratum – Nr. 1 Ferrum phosphoricum – Nr. 3 Kalium phosphoricum – Nr. 5 Natrium phosphoricum Nr. 9 Silicea – Nr. 11	20 10 10 10 10
Afterjucken	Natrium chloratum – Nr. 8 Natrium phosphoricum – Nr. 9 Natrium sulfuricum Nr. 10	10 10 10
Akne	Siehe: Mitesser	
Alkoholentgiftung der Leber	Natrium sulfuricum Nr. 10 Zincum chloratum Nr. 21 Selenium Nr. 26	20 10 7
Alkoholabbau: übermäßiger Alkoholkonsum	Magnesium phosphoricum Nr. 7 Natrium chloratum Nr. 8 Natrium sulfuricum Nr. 10 Manganum sulfuricum Nr. 17 Zincum chloratum Nr. 21 Selenium Nr. 26	10 20 20 10 10 15

Bei jeder **Allergie**, auch beim Heuschnupfen, ist empfehlenswert, vorübergehend tierisches Eiweiß (Fleisch und Milch sowie Milchprodukte) zu meiden.

Betriebsstörungen, Krankheiten	Mineralstoffe	Stück/ Tag
Allergie: Diese Mischung kann an einem Tag so oft genommen werden wie benötigt	Calcium phosphoricum Nr. 2 Ferrum phosphoricum – Nr. 3 Kalium chloratum – Nr. 4 Kalium sulfuricum – Nr. 6 Natrium chloratum – Nr. 8 Natrium sulfuricum – Nr. 10 Arsenum iodatum – Nr. 24	10 10 7 7 20 10 7
Altersdiabetes	Siehe: Diabetes	
Amalgam – Ausleitung	Kalium chloratum – Nr. 4 Natrium chloratum – Nr. 8 Natrium sulfuricum – Nr. 10	7 20–30 10–20
Ameisenlaufen, Durchblutungsstörungen	Calcium phosphoricum – Nr. 2 Kalium phosphoricum – Nr. 5	20 10
Anämie	Siehe: Blutarmut, Eisenmangel	
Anämie der Kinder	Calcium phosphoricum – Nr. 2 Ferrum phosphoricum – Nr. 3 Kalium phosphoricum – Nr. 5 Natrium chloratum – Nr. 8 Manganum sulfuricum Nr. 17 Cuprum arsenicosum Nr. 19	10–20 15 10 20 7 7
Aneurysmen: ausgebuchtete Adern Äußerlich: Pflegecreme	Calcium fluoratum Nr. 1 Ferrum phosphoricum Nr. 3 Kalium chloratum Nr. 4 Natrium phosphoricum Nr. 9 Silicea Nr. 11	7 10 10 10 7
Angina: akut	Ferrum phosphoricum – Nr. 3 Kalium chloratum – Nr. 4 Kalium phosphoricum – Nr. 5 Natrium phosphoricum – Nr. 9 Silicea – Nr. 11 Calcium sulfuricum – Nr. 12	10 7 10 20 10 7

Betriebsstörungen, Krankheiten	Mineralstoffe	Stück/ Tag
Angina: auch eitrig	Ferrum phosphoricum – Nr. 3 Kalium chloratum – Nr. 4 Natrium phosphoricum – Nr. 9 Silicea – Nr. 11 Calcium sulfuricum – Nr. 12	20 10 10–20 10 20
Angina: bei übelriechendem Mundgeruch	Kalium phosphoricum – Nr. 5 Siehe: Angina	10–20
Angina pectoris: begleitend zur ärztlichen Behandlung	Magnesium phosphoricum – Nr. 7	»heiße 7« häufig
Angstzustände	Kalium phosphoricum – Nr. 5 Kalium sulfuricum – Nr. 6 Magnesium phosphoricum – Nr. 7 Natrium sulfuricum Nr. 10	10 10 »heiße 7« 10
Antibabypille: Belastung der Leber	Calcium fluoratum – Nr. 1 Calcium phosphoricum – Nr. 2 Kalium chloratum – Nr. 4 Natrium phosphoricum – Nr. 9 Natrium sulfuricum Nr. 10 Silicea – Nr. 11 Zincum chloratum Nr. 21 Selenium Nr. 26	10 20 10 10 20–30 10 7 10
Antioxidanzienmischung	Ferrum phosphoricum Nr. 3 Kalium sulfuricum Nr. 6 Natrium sulfuricum Nr. 10 Manganum sulfuricum Nr. 17 Cuprum arsenicosum Nr. 19 Zincum chloratum Nr. 21 Selenium Nr. 26	10 10 10 10 10 10 10
Antriebslosigkeit	Ferrum phosphoricum – Nr. 3 Kalium phosphoricum – Nr. 5 Natrium chloratum – Nr. 8 Kalium arsenicosum Nr. 13	10 20 10 7

Betriebsstörungen, Krankheiten	Mineralstoffe	Stück/ Tag
	Kalium iodatum Nr. 15	7
	Zincum chloratum Nr. 21	10
Aphthen: Mundschleimhautentzündung	Ferrum phosphoricum – Nr. 3	10–20
	Kalium chloratum – Nr. 4	10
	Kalium phosphoricum – Nr. 5	10
	Natrium chloratum – Nr. 8	10
	Natrium sulfuricum Nr. 10	10
	Calcium sulfuricum – Nr. 12	10
Appetitlosigkeit: chronisch	Calcium phosphoricum – Nr. 2	10
	Ferrum phosphoricum – Nr. 3	10
	Kalium phosphoricum – Nr. 5	7
	Kalium sulfuricum – Nr. 6	7
	Natrium chloratum – Nr. 8	7
	Natrium phosphoricum – Nr. 9	7
	Natrium sulfuricum Nr. 10	7
Appetitlosigkeit der Kinder	Calcium phosphoricum – Nr. 2	10
	Ferrum phosphoricum – Nr. 3	10–20
	Kalium phosphoricum – Nr. 5	10
	Kalium sulfuricum – Nr. 6	10
	Natrium sulfuricum Nr. 10	10
	Calcium carbonicum – Nr. 22	7
Appetitlosigkeit: kurzfristig aus Energiemangel	Calcium phosphoricum – Nr. 2	10
	Kalium phosphoricum – Nr. 5	10
	Magnesium phosphoricum – Nr. 7	»heiße 7«
	Natrium chloratum – Nr. 8	10
Arterienverkalkung: Arteriosklerose	Calcium fluoratum – Nr. 1	7
	Kalium chloratum Nr. 4	10
	Natrium phosphoricum – Nr. 9	10
	Silicea – Nr. 11	7
	Manganum sulfuricum Nr. 17	7
	Selenium Nr. 26	10
	Kalium bichromicum Nr. 27	7

Betriebsstörungen, Krankheiten	Mineralstoffe	Stück/ Tag
Arthritis: Gelenkentzündung	Calcium fluoratum – Nr. 1 Ferrum phosphoricum – Nr. 3 Kalium chloratum – Nr. 4 Natrium chloratum – Nr. 8 Natrium phosphoricum – Nr. 9 Calcium sulfuricum – Nr. 12 Lithium chloratum Nr. 16	7 20–30 10 10–20 10–20 7 7
Arthrose: Gelenkdeformation, Kreuzarthrose, Arthrose im Kiefergelenk	Calcium fluoratum – Nr. 1 Calcium phosphoricum – Nr. 2 Natrium chloratum – Nr. 8 Natrium phosphoricum – Nr. 9 Silicea – Nr. 11 Lithium chloratum – Nr. 16	7 10 10 20 7 5
Asthma: Arzt! Es ist notwendig, auch auf alle seelischen Belastungen zu achten, damit eine Lockerung bzw. Linderung möglich ist.	Ferrum phosphoricum – Nr. 3 Kalium chloratum – Nr. 4 Kalium phosphoricum – Nr. 5 Kalium sulfuricum – Nr. 6 Magnesium phosphoricum – Nr. 7 Natrium chloratum – Nr. 8 Zincum chloratum Nr. 21	20 10 10 30–50 »heiße 7« 10 7
Aufregung: Lampenfieber, Schamröte	Magnesium phosphoricum – Nr. 7	»heiße 7«
Aufstoßen – sauer	Natrium phosphoricum – Nr. 9	10–20
Augen: Bindehautentzündung	Ferrum phosphoricum – Nr. 3 Kalium chloratum – Nr. 4 Natrium phosphoricum Nr. 9 Silicea – Nr. 11 Zincum chloratum Nr. 21	20–30 10–20 10 7 7
Augen: Doppelsehen	Magnesium phosphoricum – Nr. 7	»heiße 7«
Augen: Flimmern	Kalium phosphoricum – Nr. 5 Magnesium phosphoricum – Nr. 7	10 »heiße 7«

Betriebsstörungen, Krankheiten	Mineralstoffe	Stück/ Tag
Augen: Funkensehen	Magnesium phosphoricum – Nr. 7	»heiße 7«
	Natrium phosphoricum – Nr. 9	10
	Natrium sulfuricum – Nr. 10	20
Augen: Gerstenkorn, Lidentzündung	Ferrum phosphoricum – Nr. 3	7
	Kalium chloratum – Nr. 4	10
	Natrium phosphoricum – Nr. 9	7
	Silicea – Nr. 11	20
	Calcium sulfuricum – Nr. 12	7
Augen: Lichtempfindlichkeit	Silicea – Nr. 11	20
	zusätzlich	
	Natrium phosphoricum Nr. 9 (wenn Silicea Nr. 11 länger eingenommen wird)	10–20
	Zincum chloratum Nr. 21	10
Augen: grauer Schleier	Natrium chloratum – Nr. 8	10–20
Augen: Sehschwäche, Augenschwäche	Kalium phosphoricum – Nr. 5	20
	Natrium chloratum – Nr. 8	20
	Zincum chloratum Nr. 21	7
Augen: Tränenkanalkatarrh	Ferrum phosphoricum – Nr. 3	20
	Kalium chloratum – Nr. 4	7
	Kalium sulfuricum – Nr. 6	7
	Silicea – Nr. 11	7
	Calcium sulfuricum – Nr. 12	7
Augen: Trockenheit wässrige Augen	Natrium chloratum – Nr. 8	20–30
Augen: rot entzündet	Ferrum phosphoricum – Nr. 3	20–30
	Natrium chloratum – Nr. 8	20
Augen: verschwollen	Natrium sulfuricum – Nr. 10	10–20
Ausdünstungen: riechen sauer	Natrium phosphoricum – Nr. 9	20

Betriebsstörungen, Krankheiten	Mineralstoffe	Stück/ Tag
Ausfluss: bräunlichgelb	Kalium sulfuricum – Nr. 6	20
Ausfluss: wässrig	Natrium chloratum – Nr. 8	20
Ausfluss: weißlich	Kalium chloratum – Nr. 4	20
Ausleitung: allgemein	Kalium chloratum – Nr. 4 Kalium sulfuricum – Nr. 6 Natrium chloratum – Nr. 8 Natrium sulfuricum – Nr. 10 Calcium sulfuratum Nr. 18	10 15 15 20 10
Ausscheidungen	Siehe: Ausfluss Siehe auch: Sekrete oder Schleim	
Ausschlag: eitrig	Natrium phosphoricum – Nr. 9 Silicea – Nr. 11 Calcium sulfuricum – Nr. 12	10 7 20
Autofahrermischung	Ferrum phosphoricum – Nr. 3 Kalium phosphoricum – Nr. 5 Kalium sulfuricum – Nr. 6 Natrium chloratum – Nr. 8 Natrium phosphoricum – Nr. 9 zusätzlich: Natrium sulfuricum Nr. 10, wenn die Mischung länger eingenommen wird.	10 10 10 10 20–30 10–20
Bänderdehnung	Calcium fluoratum – Nr. 1 Kalium phosphoricum – Nr. 5 Natrium chloratum – Nr. 8	10–20 10 10
Bandscheiben-beschwerden	Calcium fluoratum – Nr. 1 Ferrum phosphoricum – Nr. 3 Natrium chloratum – Nr. 8 Natrium phosphoricum – Nr. 9 Silicea – Nr. 11	7 7 10 7 7

Betriebsstörungen, Krankheiten	Mineralstoffe	Stück/ Tag
Bandscheibenvorfall: akut	Ferrum phosphoricum Nr. 3 Magnesium phosphoricum Nr. 7	20–30 »heiße 7« oft
Bauchschmerzen: Arzt!	Ferrum phosphoricum – Nr. 3	20
Bauchschmerzen: Blähungen	Ferrum phosphoricum – Nr. 3 Magnesium phosphoricum – Nr. 7 Natrium sulfuricum – Nr. 10 Kalium Aluminium sulf. Nr. 20 Natrium bicarbonicum – Nr. 23	7 »heiße 7« 20 10 7
Bauchschneiden: kolikartige Schmerzen	Magnesium phosphoricum – Nr. 7	«heiße 7«
Bauchspeicheldrüse: Störungen	Kalium sulfuricum – Nr. 6 Natrium sulfuricum Nr. 10 Manganum sulfuricum Nr. 17 Zincum chloratum Nr. 21 Kalium bichromicum Nr. 27	10–20 10–20 10 10 10

Beim **Bedürfnis**, das sich bis zu einem suchtähnlichen Verlangen steigern kann, liegt fast immer ein bestimmter Mineralstoffmangel zugrunde. Als Zeichen für einen Mangel kann aber auch Ablehnung auftreten.

Betriebsstörungen, Krankheiten	Mineralstoffe	Stück/ Tag
Bedürfnis: nach Alkohol	Natrium chloratum – Nr. 8	10–30
Bedürfnis: nach Milch	Calcium phosphoricum – Nr. 2	10–20
Bedürfnis: nach Geräuchertem, Ketchup, Senf	Calcium phosphoricum – Nr. 2	10-20

Betriebsstörungen, Krankheiten	Mineralstoffe	Stück/ Tag
Bedürfnis: nach Nüssen	Kalium phosphoricum – Nr. 5	10–20
Bedürfnis: nach Salz	Natrium chloratum – Nr. 8	10–30
Bedürfnis: nach Schokolade	Magnesium phosphoricum – Nr. 7	10–30
Bedürfnis: nach Süßigkeiten, Mehlspeisen, Weißbrot	Natrium phosphoricum – Nr. 9	10–30
Beinbruch:	Siehe: Knochenbruch	
Beine: geschwollen, Schweregefühl	Natrium sulfuricum – Nr. 10	10–30
Beine: Krämpfe	Calcium phosphoricum – Nr. 2	20–30
Beine: offen Die angegebene Mischung sollte auch äußerlich als Cremegel angewendet werden.	Ferrum phosphoricum – Nr. 3 Kalium chloratum – Nr. 4 Kalium sulfuricum – Nr. 6 Natrium sulfuricum – Nr. 10 Calcium sulfuricum – Nr. 12 Arsenum iodatum – Nr. 24	20 10 10 30 10 7
Beklemmungen: nachts	Kalium sulfuricum – Nr. 6	20
Beklemmungsgefühle	Calcium phosphoricum Nr. 2 Kalium bromatum Nr. 14 Kalium iodatum Nr. 15	10 10 7–10
Besenreiser	Calcium fluoratum – Nr. 1 Kalium chloratum – Nr. 4 Natrium phosphoricum – Nr. 9 Silicea – Nr. 11 Manganum sulfuricum Nr. 17 Selenium Nr. 26 Kalium bichromicum Nr. 27	7 7 10 10 7 7 7
Bettnässen	Natrium sulfuricum – Nr. 10	20–30

Betriebsstörungen, Krankheiten	Mineralstoffe	Stück/ Tag
Bettnässen: bei schwerwiegenderem Problem	Ferrum phosphoricum – Nr. 3	10
	Kalium phosphoricum – Nr. 5	10
	Natrium chloratum – Nr. 8	10
	Natrium sulfuricum – Nr. 10	20–30
Beulen: Brei auflegen	Ferrum phosphoricum – Nr. 3	10–20
Bienenstiche	Siehe: Insektenstiche	
Bindehaut-entzündung	Ferrum phosphoricum – Nr. 3	20
	Kalium chloratum – Nr. 4	10
	Natrium chloratum – Nr. 8	20
	Silicea – Nr. 11	20
	Zincum chloratum Nr. 21	7
Bindegewebe: Stärkung	Calcium fluoratum Nr. 1	7
	Calcium phosphoricum Nr. 2	10
	Kalium chloratum Nr. 4	10
	Natrium chloratum Nr. 8	10
	Natrium phosphoricum Nr. 9	15
	Silicea Nr. 11	7
	Calcium sulfuricum Nr. 12	7
	Cuprum arsenicosum Nr. 19	7
Bindegewebs-schwäche	Calcium fluoratum – Nr. 1	20
	Kalium chloratum Nr. 4	10
	Natrium phosphoricum Nr. 9	10–20
	Silicea – Nr. 11	20
	Cuprum arsenicosum Nr. 19	10
Bindegewebsrisse	Siehe: Dehnungsstreifen	
Blähungen: stichartig, kolikartig, schmerzend	Magnesium phosphoricum – Nr. 7	»heiße 7«
Blähungen: verbunden mit einem Völlegefühl	Kalium sulfuricum – Nr. 6	20–30

Betriebsstörungen, Krankheiten	Mineralstoffe	Stück/ Tag
Blähungen: mit stinkenden Winden	Natrium sulfuricum – Nr. 10	20
Blähkolik	Magnesium phosphoricum – Nr. 7	»heiße 7«
Blähkolik: Erwachsener	Magnesium phosphoricum Nr. 7 Natrium sulfuricum Nr. 10 Kalium Aluminium sulfuricum Nr. 20 Natrium bicarbonicum Nr. 23	»heiße 7« 20 10 10
Blähkolik: Kinder Äußere Anwendung: Wickel, Kompressen, Salbenmischung	Calcium phosphoricum Nr. 2 Magnesium phosphoricum Nr. 7 Natrium sulfuricum Nr. 10 Cuprum arsenicosum Nr. 19	10 10 10 7
Bläschen – wasserhell, juckend	Natrium sulfuricum – Nr. 10	20
Bläschenausschlag: an Lippen und Mund	Natrium chloratum – Nr. 8 Natrium sulfuricum – Nr. 10 Calcium sulfuricum – Nr. 12	20 20 10
Blase: Blasenkatarrh	Ferrum phosphoricum – Nr. 3 Natrium chloratum – Nr. 8 Natrium phosphoricum – Nr. 9 Lithium chloratum Nr. 16	20 20 10 10
Blase: Reizblase	Siehe: Harnblase	
Blasen: auf der Haut. Äußerliche Anwendung: Die Mischung zuerst als Brei anwenden, später als Cremegel.	Ferrum phosphoricum – Nr. 3 Natrium chloratum – Nr. 8	20 30
Blässe: wächsern	Calcium phosphoricum – Nr. 2	20
Blasenkatarrh	Siehe: Blase	
Blasensteine	Siehe: Nierensteine	

Betriebsstörungen, Krankheiten	Mineralstoffe	Stück/ Tag
blaue Flecken. Die Mischung sollte auch als Cremegel angewendet werden.	Calcium fluoratum – Nr. 1 Silicea – Nr. 11 Calcium sulfuricum – Nr. 12	7 20–30 10
Blinddarmreizung: Arzt!	Ferrum phosphoricum – Nr. 3 Kalium chloratum – Nr. 4 Natrium chloratum – Nr. 8	20 10 7
Blut: Harnsäure-überschuss	Natrium phosphoricum – Nr. 9	10–30
Blutmangel: Blutarmut	Calcium phosphoricum – Nr. 2 Ferrum phosphoricum – Nr. 3 Manganum sulfuricum – Nr. 17 Cuprum arsenicosum Nr. 19	20 10 5 7
Blutdruck – schwach	Kalium phosphoricum Nr. 5	20
Blutdruck – erhöht	Natrium chloratum – Nr. 8	20
Blutdruck – niedrig	Kalium phosphoricum Nr. 5 Natrium phosphoricum – Nr. 9	20 10
blutende Wunden: Äußerlich als Brei auflegen	Ferrum phosphoricum – Nr. 3	10–30
Bluterguss	Ferrum phosphoricum – Nr. 3 Natrium phosphoricum Nr. 9 Silicea – Nr. 11 Calcium sulfuricum Nr. 12	10 10 20–30 10
Blutsenkung: erhöht	Ferrum phosphoricum Nr. 3	10–20
Blutschwamm Die Mischung sollte auch äußerlich als Salbe oder Cremegel angewendet werden.	Ferrum phosphoricum Nr. 3 Kalium phosphoricum Nr. 5 Natrium chloratum Nr. 8 Natrium phosphoricum Nr. 9 Silicea Nr. 11 Calcium sulfuricum Nr. 12	7 10 10 10 7 7
Blutungen: Nase	Siehe: Nasenbluten	

Betriebsstörungen, Krankheiten	Mineralstoffe	Stück/ Tag
Blutverdickung	Kalium chloratum – Nr. 4	20–30
Brandblasen	Siehe: Verbrennung	
Brechdurchfall, auch der Kinder: auflösen und schlückchenweise im Mund behalten – ausspucken	Ferrum phosphoricum – Nr. 3 Kalium phosphoricum – Nr. 5 Natrium chloratum – Nr. 8 Natrium sulfuricum – Nr. 10	20 10 20 20
Brechreiz: nach Anstrengung	Kalium phosphoricum – Nr. 5	10–30
Brechreiz: nach dem Essen	Ferrum phosphoricum – Nr. 3 Kalium sulfuricum – Nr. 6 Natrium chloratum – Nr. 8 Natrium phosphoricum – Nr. 9 Natrium sulfuricum – Nr. 10	10 10–20 7 7 7
Bronchitis Äußerlich: Salbe H	Calcium phosphoricum – Nr. 2 Ferrum phosphoricum – Nr. 3 Kalium chloratum – Nr. 4 Kalium sulfuricum – Nr. 6 Magnesium phosphoricum – Nr. 7 Natrium chloratum – Nr. 8 Natrium sulfuricum Nr. 10 Silicea – Nr. 11 Calcium sulfuricum – Nr. 12	10 20 30 10 10 10 10 7 10
Brüche – Knochen: Neigung dazu, schwaches Bindegewebe	Calcium fluoratum – Nr. 1 Calcium phosphoricum Nr. 2 Kalium phosphoricum – Nr. 5 Natrium chloratum – Nr. 8 Silicea – Nr. 11 Manganum sulfuricum Nr. 17 Calcium carbonicum Nr. 22 Zincum chloratum Nr. 21	7 10 10 10 20 10 7 7

Betriebsstörungen, Krankheiten	Mineralstoffe	Stück/ Tag
brüchiges Bindegewebe	Calcium fluoratum Nr. 1	7
	Kalium chloratum Nr. 4	10
	Kalium phosphoricum Nr. 5	10–20
	Natrium chloratum Nr. 8	10
	Natrium phosphoricum Nr. 9	10
	Silicea Nr. 11	7
	Cuprum arsenicosum Nr. 19	10
	Zincum chloratum Nr. 21	10
Brust – weibliche: Elastizität	Calcium fluoratum Nr. 1	7
	Kalium phosphoricum Nr. 5	10
	Natrium chloratum Nr. 8	10
	Natrium phosphoricum Nr. 9	10
	Silicea Nr. 11	7
Brustdrüsen-entzündung stillender Mütter: Die Mischung sollte auch äußerlich als Cremegel angewendet werden.	Ferrum phosphoricum – Nr. 3	20
	Kalium chloratum – Nr. 4	10
	Kalium phosphoricum – Nr. 5	7
	Natrium phosphoricum Nr. 9	10
	Silicea – Nr. 11	7
	Calcium sulfuricum Nr. 12	10
Brustschmerzen: berührungsempfindlich	Ferrum phosphoricum – Nr. 3	10–20
	Kalium phosphoricum – Nr. 5	10
	Natrium phosphoricum Nr. 9	10
	Silicea – Nr. 11	7
Brustschmerzen stillender Mütter: Betonbrust	Siehe: Stillen	
Brustschmerzen: ziehend, vor dem Eisprung, Menstruation	Calcium phosphoricum – Nr. 2	10
	Ferrum phosphoricum – Nr. 3	10
	Kalium chloratum – Nr. 4	7
	Kalium arsenicosum Nr. 13	7
	Zincum chloratum Nr. 21	10
	Aurum chloratum natronatum Nr. 25	7
	Selenium Nr. 26	10

Betriebsstörungen, Krankheiten	Mineralstoffe	Stück/ Tag
Brustwarzen: rissig. Die Mischung sollte auch äußerlich als Cremegel angewendet werden.	Calcium fluoratum – Nr. 1 Ferrum phosphoricum – Nr. 3	10 10–20
Brustwarzen: wund	Ferrum phosphoricum – Nr. 3	20
Bulimie: Als Begleitung zur Unterstützung der ärztlichen Behandlung.	Calcium phosphoricum – Nr. 2 Ferrum phosphoricum – Nr. 3 Kalium phosphoricum – Nr. 5 Magnesium phosphoricum – Nr. 7 Natrium phosphoricum Nr. 9 Silicea – Nr. 11 Kalium arsenicosum Nr. 13 Manganum sulfuricum Nr. 17	20 20 10 »heiße 7« 10 7 7 7
Cellulitis	Siehe: Orangenhaut	
Cholesterin: hoch	Magnesium phosphoricum – Nr. 7 Natrium phosphoricum – Nr. 9 Kalium bichromicum Nr. 27	»heiße 7« 20 10
Cholesterin: niedrig	Magnesium phosphoricum – Nr. 7	»heiße 7«
Cholesterin: Regulierung	Magnesium phosphoricum Nr. 7 Natrium phosphoricum Nr. 9 Cuprum arsenicosum Nr. 19 Selenium Nr. 26 Kalium bichromicum Nr. 27	10 10 7 10 7
Chronische Entzündungen: Auf die Stärkung des Immunfeldes achten.	Ferrum phosphoricum – Nr. 3 Natrium phosphoricum – Nr. 9 Calcium sulfuricum – Nr. 12 Zincum chloratum Nr. 21	20 10 7 7
Couperose	Calcium fluoratum – Nr. 1 Kalium chloratum – Nr. 4 Natrium phosphoricum Nr. 9 Silicea – Nr. 11	10 20 10 7

Betriebsstörungen, Krankheiten	Mineralstoffe	Stück/ Tag
Darmgrippe	Ferrum phosphoricum – Nr. 3	20–30
	Kalium chloratum – Nr. 4	10
	Kalium sulfuricum – Nr. 6	10
	Natrium chloratum – Nr. 8	20
	Natrium sulfuricum – Nr. 10	10
Darmkatarrh	Siehe: Durchfall	
Darmkatarrh mit Krämpfen	zusätzlich:	
	Cuprum arsenicosum – Nr. 19	7
Darmpilz	Siehe: Pilzerkrankungen	
Darmträgheit	Siehe: Stuhlverstopfung	
Dauerstress	Kalium phosphoricum Nr. 5	10
	Magnesium phosphoricum Nr. 7	10
	Manganum sulfuricum Nr. 17	7
	Zincum chloratum Nr. 21	7
	Kalium bichromicum Nr. 27	7
Depressive Verstimmung, Niedergedrücktheit	Kalium phosphoricum – Nr. 5	20
	Kalium sulfuricum – Nr. 6	10
	Silicea – Nr. 11	10
	Kalium iodatum – Nr. 15	7
	Calcium carbonicum – Nr. 22	7
Dehnungsstreifen	Calcium fluoratum – Nr. 1	10
	Kalium phosphoricum – Nr. 5	10
Äußerlich: Massageöl	Natrium chloratum – Nr. 8	10
	Natrium phosphoricum Nr. 9	15
	Silicea – Nr. 11	20
Diabetes: zur Unterstützung Achtung: Zuckerwerte beachten	Kalium sulfuricum – Nr. 6	10–20
	Magnesium phosphoricum Nr. 7	10–20
	Natrium sulfuricum – Nr. 10	10–20
	Manganum sulfuricum Nr. 17	10
	Zincum chloratum Nr. 21	10
	Selenium Nr. 26	10
	Kalium bichromicum Nr. 27	10

Betriebsstörungen, Krankheiten	Mineralstoffe	Stück/ Tag
Dickleibigkeit: Eiweiß	Calcium phosphoricum Nr. 2 Natrium phosphoricum Nr. 9 Natrium sulfuricum Nr. 10 Calcium sulfuricum Nr. 12	10–20 10 10 10
Dickleibigkeit: Fett	Natrium phosphoricum Nr. 9	10–20
Dickleibigkeit: Schadstoffe	Natrium sulfuricum Nr. 10	10–20
Druck am Hals	Kalium iodatum Nr. 15	7–10
Druck im Ohr	Natrium sulfuricum Nr. 10	10
Drüsenschwellungen	Kalium chloratum – Nr. 4 Calcium sulfuricum Nr. 12	10–20 10
Drüsenschwellungen: Lymphdrüsen	Natrium phosphoricum Nr. 9	10–20
Drüsen Verhärtung	Calcium fluoratum Nr. 1 Calcium sulfuricum Nr. 12	7–10 10
Dupuytren	Calcium fluoratum Nr. 1 Ferrum phosphoricum Nr. 3 Kalium phosphoricum Nr. 5 Natrium chloratum Nr. 8 Natrium phosphoricum Nr. 9 Silicea Nr. 11	7 10 10 10 10 7
Durchblutungsstörungen: arterielle	Calcium fluoratum – Nr. 1 Calcium phosphoricum – Nr. 2 Ferrum phosphoricum – Nr. 3 Kalium chloratum Nr. 4 Magnesium phosphoricum – Nr. 7 Natrium phosphoricum Nr. 9 Silicea – Nr. 11 Manganum sulfuricum Nr. 17 Selenium Nr. 26 Kalium bichromicum Nr. 27	7 10 10–20 10 10 10 7 7 10 7
Durchblutungsstörungen: der Hände, Beine	Calcium fluoratum – Nr. 1 Calcium phosphoricum – Nr. 2 Ferrum phosphoricum – Nr. 3	10 20–30 20

Betriebsstörungen, Krankheiten	Mineralstoffe	Stück/ Tag
Durchfall	Ferrum phosphoricum – Nr. 3 Natrium chloratum – Nr. 8 Natrium phosphoricum – Nr. 9 Natrium sulfuricum – Nr. 10	10 20 20 20
Durchfall: nach Fettgenuss	Calcium fluoratum – Nr. 1 Natrium phosphoricum – Nr. 9 Natrium sulfuricum Nr. 10	7 20 10
Durchfälle: übelriechend	Kalium arsenicosum – Nr. 13	7
Durst: zu wenig	Natrium chloratum – Nr. 8	10–20
Durst: übertrieben	Natrium chloratum – Nr. 8	20
Eierstock: Schmerzen	Ferrum phosphoricum – Nr. 3	10–30
Eierstockentzündung	Ferrum phosphoricum – Nr. 3 Kalium chloratum – Nr. 4 Calcium sulfuricum – Nr. 12	20–30 10 20
Einlauf: nach schweren Durchfällen und zur Regeneration, Mischung in Wasser auflösen	Ferrum phosphoricum – Nr. 3 Kalium chloratum – Nr. 4 Kalium phosphoricum – Nr. 5 Magnesium phosphoricum – Nr. 7 Natrium chloratum – Nr. 8 Natrium sulfuricum – Nr. 10	10 10 20 20 20 10
Einlauf: zur Fiebersenkung, Reinigung, auch bei Fastenkuren Mischung in Wasser auflösen	Calcium fluoratum – Nr. 1 Ferrum phosphoricum – Nr. 3 Kalium chloratum – Nr. 4 Kalium phosphoricum – Nr. 5 Kalium sulfuricum – Nr. 6 Magnesium phosphoricum – Nr. 7 Natrium chloratum – Nr. 8 Natrium sulfuricum – Nr. 10	7 10 7 7 7 10 10 10
Einlauf: bei Verstopfung Mischung im Wasser auflösen	Ferrum phosphoricum – Nr. 3 Magnesium phosphoricum – Nr. 7 Natrium chloratum – Nr. 8 Natrium sulfuricum – Nr. 10	10 20 10 10

Betriebsstörungen, Krankheiten	Mineralstoffe	Stück/ Tag
Einschlafmischung: allgemein	Calcium phosphoricum Nr. 2 Magnesium phosphoricum Nr. 7 Kalium bromatum Nr. 14 Zincum chloratum Nr. 21 Aurum chloratum natronatum Nr. 25	10 15 7 7 7
Einschlafproblem: Spannung, Sorgen	Calcium phosphoricum Nr. 2 Magnesium phosphoricum – Nr. 7	10 »heiße 7«
Einschlafproblem: unruhiger Herzschlag	Calcium phosphoricum – Nr. 2	10–20
Eisenmangel	Ferrum phosphoricum – Nr. 3 Manganum sulfuricum – Nr. 17 Cuprum arsenicosum Nr. 19	10–30 7 7
Eiterfistel	Siehe: Eiterungen	
Eiterungen: Die Mischung sollte auch äußerlich als Cremegel angewendet werden.	Natrium phosphoricum – Nr. 9 Silicea – Nr. 11 Calcium sulfuricum – Nr. 12	10 7 20
Eiterung: chronisch	Calcium sulfuricum – Nr. 12	10–30
Eiterung: verschlossen	Natrium phosphoricum – Nr. 9 Silicea Nr. 11	20 10
Eiweißunverträglichkeit	Calcium phosphoricum Nr. 2 Kalium chloratum Nr. 4 Natrium phosphoricum Nr. 9 Natrium sulfuricum Nr. 10 Calcium sulfuricum Nr. 12	10 10 10 10 7
Ekzeme, Hautausschlag	Calcium phosphoricum – Nr. 2 Ferrum phosphoricum – Nr. 3 Kalium phosphoricum – Nr. 5 Kalium sulfuricum – Nr. 6 Natrium chloratum – Nr. 8 Natrium phosphoricum Nr. 9 Natrium sulfuricum – Nr. 10	7 7 5 10 7 10 20

Betriebsstörungen, Krankheiten	Mineralstoffe	Stück/ Tag
Energie: fehlende	Kalium phosphoricum – Nr. 5	10–20
Energiemangel groß	Ferrum phosphoricum Nr. 3	10
	Kalium phosphoricum Nr. 5	15
	Magnesium phosphoricum Nr. 7	10
	Natrium chloratum Nr. 8	10
	Manganum sulfuricum Nr. 17	10
	Kalium bichromicum Nr. 27	7
Englische Krankheit, Rachitis	Calcium fluoratum – Nr. 1	7
	Calcium phosphoricum – Nr. 2	10
	Magnesium phosphoricum – Nr. 7	10
	Natrium phosphoricum Nr. 9	7
	Silicea – Nr. 11	7
Entgiftung: allgemein	Kalium chloratum – Nr. 4	10
	Natrium chloratum – Nr. 8	20
	Natrium sulfuricum Nr. 10	20
Entgiftung: nach Impfungen	Calcium phosphoricum – Nr. 2	20
	Ferrum phosphoricum Nr. 3	10
	Kalium chloratum – Nr. 4	20
	Natrium sulfuricum Nr. 10	10
	Kalium Aluminium sulfuricum Nr. 20	7
Entsäuerung	Natrium phosphoricum – Nr. 9	10–20
	Lithium chloratum Nr. 16	7
	Natrium bicarbonicum – Nr. 23	7–10
Entschlackungskur	Kalium chloratum – Nr. 4	10
	Kalium phosphoricum – Nr. 5	10
	Kalium sulfuricum – Nr. 6	10–20
	Natrium chloratum – Nr. 8	10
	Natrium phosphoricum – Nr. 9	10
	Natrium sulfuricum – Nr. 10	20–30
	Silicea – Nr. 11	7
	Calcium sulfuricum – Nr. 12	10–20

Betriebsstörungen, Krankheiten	Mineralstoffe	Stück/ Tag
Entwicklungsrückstand: von Kindern (körperlich)	Calcium fluoratum – Nr. 1 Calcium phosphoricum – Nr. 2 Ferrum phosphoricum – Nr. 3 Kalium chloratum – Nr. 4 Kalium phosphoricum – Nr. 5 Calcium carbonicum Nr. 22	7 10 10 7 7 10
Entzündung: akut	Ferrum phosphoricum – Nr. 3	20
Entzündung: chronisch	Ferrum phosphoricum – Nr. 3 Natrium phosphoricum Nr. 9	7 10
Erbrechen: (Mineralstoffe auflösen, löffelweise in kleinen Schlückchen einnehmen)	Ferrum phosphoricum – Nr. 3 Kalium phosphoricum – Nr. 5 Kalium sulfuricum – Nr. 6 Natrium phosphoricum – Nr. 9 Natrium sulfuricum – Nr. 10	10 10 10 20 20
Erfrierungen	Siehe: Frostbeulen	
Erholung, Regeneration nach Schwangerschaft	Siehe: Rekonvaleszenz	
Erkältung: leichte	Ferrum phosphoricum – Nr. 3 Kalium chloratum – Nr. 4 Kalium phosphoricum – Nr. 5 Natrium chloratum – Nr. 8 Natrium phosphoricum – Nr. 9 Natrium sulfuricum – Nr. 10	10 7 5 10 7 10
Ermüdung: rasch	Ferrum phosphoricum Nr. 3	10
Ermüdungszustände	Manganum sulfuricum – Nr. 17	7
Erschöpft: durch körperliche Anstrengung	Ferrum phosphoricum – Nr. 3 Kalium phosphoricum – Nr. 5	20–30 10

Betriebsstörungen, Krankheiten	Mineralstoffe	Stück/ Tag
Erschöpfung: nervöse	Calcium phosphoricum – Nr. 2 Kalium phosphoricum – Nr. 5 Natrium phosphoricum Nr. 9 Silicea – Nr. 11	10–20 10 10 7
Erschöpfung: vorübergehende, seelisch oder körperlich bedingt	Kalium phosphoricum – Nr. 5 Natrium chloratum – Nr. 8	20–30 20
Erschöpfungszustände – schwere: Wenn der Körper ausgepumpt ist, ausgehöhlt, ausgebrannt. (Bei sehr schweren Erschöpfungszuständen ist zu beachten, dass mit einer ganz geringen Anfangsdosierung begonnen wird, damit der Organismus das Angebot an Betriebsstoffen aufzunehmen imstande ist.)	Calcium fluoratum – Nr. 1 Calcium phosphoricum – Nr. 2 Ferrum phosphoricum – Nr. 3 Kalium chloratum – Nr. 4 Kalium phosphoricum – Nr. 5 Kalium sulfuricum – Nr. 6 Magnesium phosphoricum – Nr. 7 Natrium chloratum – Nr. 8 Natrium phosphoricum – Nr. 9 Natrium sulfuricum – Nr. 10 Silicea – Nr. 11 Kalium iodatum – Nr. 15 Calcium carbonicum Nr. 22	7 10 10 7 10 5 7 7 7 7 5 5 5
Erste Hilfe	Ferrum phosphoricum – Nr. 3	10–30
Falten Das »Verjüngungsmittel« Gesichtscreme mit Jojobaöl, Gesichtscreme für anspruchsvolle Haut	Calcium fluoratum – Nr. 1 Natrium phosphoricum Nr. 9 Silicea – Nr. 11	10 10–20 10

Betriebsstörungen, Krankheiten	Mineralstoffe	Stück/ Tag
Falten: kompaktiert Die Mischung sollte auch als Cremegel angewendet werden. Gesichtscreme für anspruchsvolle Haut	Natrium phosphoricum Nr. 9 Natrium sulfuricum Nr. 10 Silicea Nr. 11 Calcium sulfuricum Nr. 12	10 10 7 7
Falten: Ziehharmonikafalten	Calcium fluoratum Nr. 1 Natrium phosphoricum Nr. 9 Silicea Nr. 11	7 10 7
Fersenrisse: durch Hornhaut	Calcium fluoratum – Nr. 1	20–30
Fersensporn	Calcium phosphoricum – Nr. 2 Ferrum phosphoricum – Nr. 3	20–30 10
Fettleibigkeit – habituelle, Fettsucht	Kalium chloratum – Nr. 4 Natrium phosphoricum – Nr. 9 Natrium sulfuricum – Nr. 10	7 20 7
fette Kost: Verschlimmerung von Beschwerden	Kalium chloratum – Nr. 4 Kalium sulfuricum Nr. 6 Natrium phosphoricum – Nr. 9 Natrium sulfuricum Nr. 10	7 10 20 10–20
Fettgenuss: danach Durchfall	Calcium fluoratum – Nr. 1 Natrium phosphoricum – Nr. 9 Natrium sulfuricum Nr. 10	7 20 20
fettglänzende Stühle	Calcium fluoratum – Nr. 1 Natrium phosphoricum – Nr. 9	7 20
fettig glänzendes Gesicht	Natrium phosphoricum – Nr. 9	10–30
Fibromyalgie: zur Begleitung der ärztlichen Behandlung	Ferrum phosphoricum Nr. 3 Kalium chloratum Nr. 4 Natrium phosphoricum Nr. 9 Natrium sulfuricum Nr. 10 Calcium sulfuricum Nr. 12	10–20 20 10 10 7

Betriebsstörungen, Krankheiten	Mineralstoffe	Stück/ Tag
Fieber: hoch, über 38,8°	Kalium phosphoricum – Nr. 5	10–30
Fieber: leicht, bis 38,8°	Ferrum phosphoricum – Nr. 3	10–20
Fieber bei Sonnenbrand und Durchfall	Ferrum phosphoricum – Nr. 3	10–20
Fieber bei Reise: Stress	Calcium phosphoricum – Nr. 2 Ferrum phosphoricum – Nr. 3 Aurum chloratum natronatum Nr. 25	10 20 7
Fieberblasen: eitrig ausgebreitet	Siehe: Herpes	
Fieberblasen: Herpes simplex	Ferrum phosphoricum – Nr. 3 Natrium chloratum – Nr. 8 Natrium sulfuricum – Nr. 10 Silicea – Nr. 11 Selenium Nr. 26	7 10 20 10 10
Fieberkrämpfe: Arzt!	Calcium phosphoricum Nr. 2 Ferrum phosphoricum Nr. 3 Kalium phosphoricum Nr. 5 Cuprum arsenicosum Nr. 19	10 20 10 20
Finger: Verkürzung der Sehnen. Die Mischung sollte unbedingt als Cremegel angewendet werden.	Calcium fluoratum – Nr. 1 Kalium phosphoricum – Nr. 5 Magnesium phosphoricum Nr. 7 Natrium chloratum – Nr. 8 Silicea – Nr. 11 (vor allem kleiner Finger und Ringfinger)	10 20 10 10 7
Fingernägel: biegsam, weich oder splitternd	Calcium fluoratum – Nr. 1	10

Betriebsstörungen, Krankheiten	Mineralstoffe	Stück/ Tag
Fingernägel: brüchig	Silicea – Nr. 11 Zincum chloratum Nr. 21	10 10
Fingerspitzen: rissig, wund	Calcium fluoratum – Nr. 1 Ferrum phosphoricum – Nr. 3	10 10–20
Fischschuppen: weiße, kleine, harte Schuppen	Calcium fluoratum – Nr. 1 Natrium chloratum Nr. 8	20–30 20
Fließschnupfen	Siehe: Schnupfen	
Flugthrombose: Vorbeugung	Ferrum phosphoricum – Nr. 3 Kalium chloratum Nr. 4 Kalium phosphoricum Nr. 5 Manganum sulfuricum Nr. 17 Selenium Nr. 26	10 20 20 10 10
Frostbeulen Die Mischung sollte auch als Salbe angewendet werden	Ferrum phosphoricum – Nr. 3 Kalium phosphoricum – Nr. 5 Natrium sulfuricum – Nr. 10	10 7 20
Frostigkeit allgemein: dauernde innere Kälte	Calcium phosphoricum – Nr. 2 Natrium bicarbonicum – Nr. 23 Arsenum iodatum Nr. 24	10 7 10
Frostschauer: Frösteln bei Fieber	Ferrum phosphoricum – Nr. 3 Natrium chloratum – Nr. 8	10 10
Frühjahrsmüdigkeit	Ferrum phosphoricum – Nr. 3 Kalium phosphoricum – Nr. 5 Kalium sulfuricum – Nr. 6 Natrium phosphoricum – Nr. 9 Natrium sulfuricum – Nr. 10 Silicea – Nr. 11 Manganum sulfuricum Nr. 17 Aurum chloratum natronatum Nr. 25	10 7 7 10 10–20 7 10 7

Betriebsstörungen, Krankheiten	Mineralstoffe	Stück/ Tag
Furunkel, Eiterbeule.	Ferrum phosphoricum – Nr. 3	10
	Natrium phosphoricum – Nr. 9	10
Die Mischung sollte auch als Cremegel angewendet werden.	Silicea – Nr. 11	7
	Calcium sulfuricum – Nr. 12	20
	Zincum chloratum Nr. 21	10
Füße: feuchtkalt	Natrium chloratum – Nr. 8	20–30
	Silicea – Nr. 11	10
Füße: Schweregefühl	Siehe: Beine	
Fußpilz	Siehe: Pilzerkrankungen	
Fußschweiß	Natrium phosphoricum – Nr. 9	10
	Silicea – Nr. 11	20
Gallenblasenentzündung, Gallenblasenschmerzen	Ferrum phosphoricum – Nr. 3	20
	Natrium sulfuricum – Nr. 10	10
	Selenium Nr. 26	10
Gallensteine	Ferrum phosphoricum – Nr. 3	7
	Natrium phosphoricum – Nr. 9	10
	Natrium sulfuricum – Nr. 10	20
	Selenium Nr. 26	7
Gallensteinkolik	Magnesium phosphoricum – Nr. 7	»heiße 7«
gallige Stühle	Natrium sulfuricum – Nr. 10	20
Gastritis	Ferrum phosphoricum – Nr. 3	20
	Kalium chloratum – Nr. 4	10
	Natrium chloratum – Nr. 8	20
	Natrium phosphoricum – Nr. 9	20
	Kalium arsenicosum – Nr. 13	7
Gebärmutter: starke Regelblutung, zur Stärkung	Calcium fluoratum – Nr. 1	7
	Ferrum phosphoricum – Nr. 3	10
	Kalium phosphoricum – Nr. 5	10
	Silicea – Nr. 11	7
	Calcium sulfuricum – Nr. 12	10–20
Gebärmuttersenkung	Calcium fluoratum – Nr. 1	20–30
	Natrium phosphoricum Nr. 9	10
	Silicea – Nr. 11	7

Betriebsstörungen, Krankheiten	Mineralstoffe	Stück/ Tag
Geburt: zur direkten Vorbereitung	Magnesium phosphoricum – Nr. 7	»heiße 7«
Geburt	Siehe: Schwangerschaft	
Gedächtnisschwäche	Kalium phosphoricum – Nr. 5 Kalium sulfuricum – Nr. 6 Natrium chloratum – Nr. 8 Natrium sulfuricum – Nr. 10 Kalium Aluminium sulfuricum Nr. 20	20 7 10 7 7
Gedächtnisschwäche: chronisch	Kalium chloratum Nr. 4 Kalium phosphoricum – Nr. 5 Natrium chloratum – Nr. 8 Manganum sulfuricum – Nr. 17 Kalium Aluminium sulfuricum Nr. 20	10 10 10 5 7
Gefühl: Gefühl von angeschwollenen Händen und Füßen	Natrium sulfuricum – Nr. 10 Manganum sulfuricum – Nr. 17	10 7
Gehirnerschütterung: Arzt!	Ferrum phosphoricum – Nr. 3 Kalium phosphoricum – Nr. 5 Magnesium phosphoricum – Nr. 7 Natrium sulfuricum – Nr. 10	10 20 7 7
Gehörsturz	Ferrum phosphoricum – Nr. 3	30
Gelenke: Beschwerden, Steifheit	Calcium fluoratum – Nr. 1 Calcium phosphoricum – Nr. 2 Kalium phosphoricum – Nr. 5 Natrium chloratum – Nr. 8 Natrium phosphoricum – Nr. 9 Silicea – Nr. 11	7 10 7 10 10–20 7
Gelenk: Schlottergelenke, Überdehnung, hypermobil	Calcium fluoratum – Nr. 1	10–20

Betriebsstörungen, Krankheiten	Mineralstoffe	Stück/ Tag
Gelenkentzündung	Siehe: Entzündung	
Gelenkgeräusche	Natrium chloratum – Nr. 8	20–30
Gelenkleiden: Gelenkschmerzen	Calcium fluoratum – Nr. 1 Calcium phosphoricum – Nr. 2 Ferrum phosphoricum – Nr. 3 Natrium chloratum – Nr. 8 Natrium phosphoricum – Nr. 9 Silicea – Nr. 11 Calcium carbonicum-Nr. 22	7 7 10 10 10 7 5
Gelenkrheuma	Siehe: Gicht	
Gelenkschwellung	Kalium chloratum – Nr. 4 Natrium chloratum – Nr. 8 Kalium iodatum – Nr. 15 Lithium chloratum Nr. 16	20 10 7 7
Genickstarre: durch zu hohe Spannung	Calcium phosphoricum – Nr. 2 Magnesium phosphoricum – Nr. 7	20–30 »heiße 7«
Geräuschempfindlichkeit	Silicea – Nr. 11 Zincum chloratum Nr. 21	10 10
Geruchsüberempfindlichkeit	Calcium fluoratum – Nr. 1 Natrium chloratum – Nr. 8 Zincum chloratum Nr. 21	5 10 7
Geruchs- und Geschmacksempfinden: reduziert	Ferrum phosphoricum – Nr. 3 Kalium phosphoricum Nr. 5 Natrium chloratum – Nr. 8 Zincum chloratum Nr. 21	10 10 20 7
Geruchsverlust	Ferrum phosphoricum – Nr. 3 Kalium phosphoricum Nr. 5 Natrium chloratum – Nr. 8 Zincum chloratum Nr. 21	10 10 20–30 10

Betriebsstörungen, Krankheiten	Mineralstoffe	Stück/ Tag
Gerstenkorn	Siehe: Augen	
Geschmack: Abstumpfung	Calcium fluoratum – Nr. 1 Ferrum phosphoricum – Nr. 3 Natrium chloratum – Nr. 8	10 10–20 20
Geschmack: bitter	Natrium sulfuricum – Nr. 10	10
Geschmack: gering	Natrium chloratum – Nr. 8	20
Geschmack: salzig	Natrium chloratum Nr. 8	20
Geschmack: sauer	Natrium phosphoricum Nr. 9	20
Geschmacksverlust	Siehe: Geruchsverlust	
Geschwulst: Drüsen	Kalium chloratum – Nr. 4	20
Geschwulst: Überbein	Siehe: Überbein	
Geschwüre: eitrige	Ferrum phosphoricum – Nr. 3 Natrium phosphoricum – Nr. 9 Silicea – Nr. 11 Calcium sulfuricum – Nr. 12	10 10 7 20
bei Verhärtungen zusätzlich	Calcium fluoratum – Nr. 1	10
Gesicht: blass	Calcium phosphoricum – Nr. 2 Natrium phosphoricum – Nr. 9	10–20 7
Gesicht: fahl, grau	Kalium phosphoricum – Nr. 5	20
Gesichtsrötung: bläulichrot	Natrium sulfuricum – Nr. 10	20
Gesichtsrötung: carmesinrot	Magnesium phosphoricum – Nr. 7	»heiße 7«
Gesichtsrötung: warm, rot	Ferrum phosphoricum – Nr. 3	10
Gesichtsschmerzen: (ev. + Natrium phosphoricum Nr. 9)	Ferrum phosphoricum – Nr. 3 Kalium phosphoricum – Nr. 5 Silicea Nr. 11 Siehe auch: Kopfschmerzen	10–20 10 7

Betriebsstörungen, Krankheiten	Mineralstoffe	Stück/ Tag
Gesichtszucken: Tic	Siehe: Zucken der ...	
Gicht:	Ferrum phosphoricum – Nr. 3	10
Bei Beschwerden	Natrium chloratum – Nr. 8	20
lassen sich letztlich	Natrium phosphoricum – Nr. 9	20
nur durch eine kon-	Natrium sulfuricum Nr. 10	10
sequente Ernährungs-	Silicea – Nr. 11	10
umstellung verändern!	Calcium sulfuricum – Nr. 12	10
Auf den Schlafplatz	Lithium chloratum – Nr. 16	7
achten!	Natrium bicarbonicum – Nr. 23	10
Gichtanfall	Ferrum phosphoricum – Nr. 3	220
	Natrium chloratum – Nr. 8	20
Die Mischung auch	Natrium phosphoricum – Nr. 9	20
äußerlich als Brei	Natrium sulfuricum – Nr. 10	20
auflegen.	Silicea – Nr. 11	20
	Calcium sulfuricum – Nr. 12	20
	Lithium chloratum Nr. 16	10
Gliederschmerzen: allgemein	Ferrum phosphoricum – Nr. 3	20
	Natrium sulfuricum – Nr. 10	10–15
Gliederschmerzen: durch Übersäuerung	Ferrum phosphoricum – Nr. 3	10–20
	Natrium phosphoricum – Nr. 9	20–30
Gliederschmerzen: zerschlagen, grippig	Siehe: Zerschlagenheitsgefühl	
Globusgefühl im Hals	Magnesium phosphoricum – Nr. 7	»heiße 7«
Grauer Star	Calcium fluoratum – Nr. 1	5
	Kalium chloratum – Nr. 4	10
	Natrium chloratum – Nr. 8	20
	Natrium phosphoricum – Nr. 9	10
	Silicea – Nr. 11	7
	Zincum chloratum Nr. 21	7
grippaler Infekt	Ferrum phosphoricum – Nr. 3	20
	Kalium chloratum – Nr. 4	7
	Natrium chloratum – Nr. 8	10
	Natrium sulfuricum – Nr. 10	20

Betriebsstörungen, Krankheiten	Mineralstoffe	Stück/ Tag
Grippe: echte Virusgrippe Arzt!	Ferrum phosphoricum – Nr. 3 Kalium chloratum – Nr. 4 Kalium phosphoricum – Nr. 5 Kalium sulfuricum – Nr. 6 Natrium chloratum – Nr. 8 Natrium sulfuricum – Nr. 10 Calcium sulfuricum – Nr. 12 Selenium Nr. 26	10–20 10 10–20 7 7 10 10–20 10
Haarausfall: Die Mineralstoffe auflösen und als Haarwasser verwenden	Calcium fluoratum – Nr. 1 Kalium phosphoricum – Nr. 5 Natrium chloratum – Nr. 8 Natrium phosphoricum – Nr. 9 Silicea – Nr. 11 Zincum chloratum Nr. 21	7 7 10 10 20 7
Haarausfall: kreisrund Arzt!	Kalium phosphoricum – Nr. 5 Natrium chloratum Nr. 8 Calcium sulfuricum Nr. 12 Zincum chloratum Nr. 21	20–30 10 10 10
Haare: brüchig, gespalten	Natrium phosphoricum – Nr. 9 Silicea – Nr. 11	10 20
Haare: Schuppen auf dem Kopf	Calcium fluoratum – Nr. 1 Natrium chloratum – Nr. 8	10 20–30
Haare: vorzeitiges Ergrauen	Zincum chloratum Nr. 21	10
Haarverlust (Kopf, Brauen, Wimpern)	Ferrum phosphoricum – Nr. 3 Kalium phosphoricum Nr. 5 Natrium chloratum – Nr. 8 Natrium phosphoricum Nr. 9 Silicea Nr. 11 Zincum chloratum Nr. 21	10 20 10 10 7 10
Halsweh	Ferrum phosphoricum – Nr. 3 Calcium sulfuricum – Nr. 12	10–30 10

Betriebsstörungen, Krankheiten	Mineralstoffe	Stück/ Tag
Halsentzündung	Siehe: Angina	
Halsentzündung: eitrig	Siehe: Angina	
Haltungsschwäche	Calcium fluoratum Nr. 1 Calcium phosphoricum Nr. 2	7 10
Hämorrhoiden	Siehe: Krampfadern	
Hände und Füße kalt	Calcium phosphoricum Nr. 2 Natrium chloratum – Nr. 8	10 20
Hände und Füße: angeschwollen	Natrium sulfuricum – Nr. 10	20–30
Handflächen: Schrunden Auch äußerlich als Cremegel anwenden.	Calcium fluoratum – Nr. 1	10–20
Handschweiß	Natrium phosphoricum Nr. 9 Silicea Nr. 11	20 10
Hängebauch	Calcium fluoratum Nr. 1 Kalium phosphoricum Nr. 5 Natrium chloratum Nr. 8 Natrium phosphoricum Nr. 9 Silicea Nr. 11	7 10 10 10 7
Harnabgang – unfreiwillig: Inkontinenz	Calcium fluoratum Nr. 1 Natrium chloratum – Nr. 8 Natrium sulfuricum – Nr. 10	7 10 20
Harnblase: Stärkung (Reizblase)	Calcium fluoratum – Nr. 1 Ferrum phosphoricum – Nr. 3 Natrium chloratum – Nr. 8 Natrium phosphoricum – Nr. 9	7 10 20 10–20

Betriebsstörungen, Krankheiten	Mineralstoffe	Stück/ Tag
Harnblasenentzündung	Ferrum phosphoricum – Nr. 3 Natrium chloratum – Nr. 8 Natrium phosphoricum – Nr. 9 Lithium chloratum Nr. 16	20 20 10 10
Harndrang: häufig. Weist bei Männern unter Umständen auf eine Prostatabelastung hin.	Calcium fluoratum – Nr. 1 Kalium chloratum – Nr. 4 Natrium chloratum – Nr. 8 Natrium sulfuricum – Nr. 10	7 10 10–20 10
Harnlassen: vermehrt	Natrium chloratum – Nr. 8 Natrium sulfuricum Nr. 10	10 10
Harnsäure: vermehrt	Natrium phosphoricum – Nr. 9	20
Harnsäure: Vorbeugung vor Steinbildung	Calcium phosphoricum – Nr. 2 Magnesium phosphoricum – Nr. 7 Natrium phosphoricum – Nr. 9 Natrium bicarbonicum – Nr. 23	7 10 10–20 7
Harnstau	Natrium chloratum – Nr. 8 Lithium chloratum Nr. 16	10–30 10
Harnwegsentzündung	Ferrum phosphoricum – Nr. 3 Natrium chloratum – Nr. 8 Natrium phosphoricum – Nr. 9 Calcium sulfuricum – Nr. 12 Lithium chloratum – Nr. 16	20–30 10 10 10 7

Hautprobleme werden am besten mit einem Cremegel oder einer speziellen Kombination, wie es sie fertig zu kaufen gibt, behandelt, wobei jeweils das Problem die Auswahl der Mineralstoffe bestimmt.

Betriebsstörungen, Krankheiten	Mineralstoffe	Stück/ Tag
Haut: fettarm – spannt	Natrium phosphoricum – Nr. 9	10–20
Haut: gelblich, braune Flecken	Kalium sulfuricum – Nr. 6	10–20
Haut: Hornhaut	Calcium fluoratum – Nr. 1	10–20
Haut: rissig – Hautschrunden	Calcium fluoratum – Nr. 1	10–20
Haut: trocken – feuchtigkeitsarm	Natrium chloratum – Nr. 8	10–20
Haut: fettarm, spröde	Natrium phosphoricum – Nr. 9 Natrium bicarbonicum – Nr. 23	10 7
Haut: unrein, Mitesser	Ferrum phosphoricum – Nr. 3 Natrium phosphoricum – Nr. 9	10 20
Haut: welk	Calcium fluoratum Nr. 1	7
Hautausschlag	Siehe: Ekzem	
Hautausschlag: juckend Hautjucken	Kalium sulfuricum – Nr. 6 Magnesium phosphoricum – Nr. 7 Natrium sulfuricum – Nr. 10	10 10 20
Hautgrieß	Kalium chloratum Nr. 4	10–20
Heiserkeit	Calcium fluoratum Nr. 1 Ferrum phosphoricum – Nr. 3 Kalium chloratum – Nr. 4 Natrium chloratum Nr. 8 Kalium iodatum – Nr. 15	20 7 10 10 5
Heißhunger	Natrium phosphoricum – Nr. 9	10–30

Betriebsstörungen, Krankheiten	Mineralstoffe	Stück/ Tag
Herpes im Anfangsstadium	Siehe: Fieberblasen	
Herpes eitrig, ausgebreitet: Arzt! Die angegebene Mischung sollte auch äußerlich als Cremegel angewendet werden.	Ferrum phosphoricum – Nr. 3 Kalium phosphoricum – Nr. 5 Natrium chloratum – Nr. 8 Natrium sulfuricum – Nr. 10 Silicea – Nr. 11 Calcium sulfuricum – Nr. 12 Lithium chloratum Nr. 16 Selenium Nr. 26	10 10 10–20 20–30 10 10–20 7 10

Herzbeschwerden sind sehr vorsichtig zu behandeln. Der Gang zum Arzt darf nicht gescheut werden!

Betriebsstörung, Krankheiten	Mineralstoffe	Stück/ Tag
Herz: Schmerzen	Ferrum phosphoricum – Nr. 3 Kalium phosphoricum – Nr. 5 Kalium sulfuricum – Nr. 6 Magnesium phosphoricum – Nr. 7 Silicea – Nr. 11	10–20 10–20 10 »heiße 7« 7
Herz: starkes Herzklopfen	Lithium chloratum – Nr. 16	7–10
Herz: zur Stärkung	Calcium fluoratum – Nr. 1 Calcium phosphoricum – Nr. 2 Kalium phosphoricum – Nr. 5 Magnesium phosphoricum – Nr. 7 Natrium chloratum – Nr. 8 Silicea – Nr. 11	7 10 10 10–20 10 10
Herz: Unruhe – beunruhigend, Herzrasen	Kalium iodatum – Nr. 15	10–20 »heiße 7« 5–15
Herzklopfen: nächtlich, nach Erwachen	Calcium phosphoricum – Nr. 2	10–20

Betriebsstörungen, Krankheiten	Mineralstoffe	Stück/ Tag
Herzschlag: unregelmäßig	Magnesium phosphoricum – Nr. 7	»heiße 7«
Heuschnupfen: Die Mischung über längere Zeit einnehmen, auch mehrere Mischungen am Tag sind möglich	Calcium phosphoricum – Nr. 2	10
	Ferrum phosphoricum – Nr. 3	10
	Kalium chloratum – Nr. 4	10
	Kalium sulfuricum – Nr. 6	7
	Natrium chloratum – Nr. 8	20
	Natrium sulfuricum – Nr. 10	7
	Arsenum iodatum – Nr. 24	5
Hexenschuss	Calcium fluoratum – Nr. 1	7
	Calcium phosphoricum – Nr. 2	10
Die Mischung sollte auch äußerlich als Cremegel angewendet werden.	Ferrum phosphoricum – Nr. 3	10
	Magnesium phosphoricum Nr. 7	»heiße 7«
	Natrium chloratum – Nr. 8	10
	Natrium phosphoricum – Nr. 9	10
	Silicea – Nr. 11	7
Hinterkopfschmerzen	Calcium phosphoricum – Nr. 2	20
	Magnesium phosphoricum – Nr. 7	»heiße 7«
Hitze: Erschöpfung, Hitzestau	Ferrum phosphoricum – Nr. 3	10–20
	Natrium chloratum – Nr. 8	20–30
Hitzewallungen	Calcium phosphoricum Nr. 2	10
	Ferrum phosphoricum – Nr. 3	10–20
	Magnesium phosphoricum – Nr. 7	»heiße 7«
	Natrium chloratum – Nr. 8	10–20
Hormonregulation	Calcium phosphoricum Nr. 2	10
	Kalium chloratum Nr. 4	10
	Kalium arsenicosum Nr. 13	10
	Cuprum arsenicosum Nr. 19	10
	Zincum chloratum Nr. 21	10
	Aurum chloratum natronatum Nr. 25	7
	Selenium Nr. 26	7
Hornhaut	Siehe: Haut	

Betriebsstörungen, Krankheiten	Mineralstoffe	Stück/ Tag
Hörschwäche: Begleitend zur ärztlichen Behandlung	Ferrum phosphoricum – Nr. 3 Kalium chloratum – Nr. 4 Kalium phosphoricum Nr. 5 Natrium sulfuricum – Nr. 10	10 7 10 7
Hörstörungen: Druck im Ohr	Natrium sulfuricum – Nr. 10	10–30
Hörsturz	Siehe: Gehörsturz	
Hüftgelenk: allmähliche Bewegungseinschränkung	Calcium fluoratum – Nr. 1 Calcium phosphoricum – Nr. 2 Magnesium phosphoricum – Nr. 7 Natrium chloratum – Nr. 8 Natrium phosphoricum – Nr. 9 Silicea – Nr. 11 Calcium carbonicum – Nr. 22	7 10 10 20 20 7 7
Hüftschmerzen	Calcium fluoratum – Nr. 1 Calcium phosphoricum – Nr. 2 Ferrum phosphoricum – Nr. 3 Natrium chloratum – Nr. 8 Natrium phosphoricum – Nr. 9 Silicea – Nr. 11	7 10 10 10 7 7
Hühneraugen	Calcium fluoratum – Nr. 1 Natrium chloratum – Nr. 8 Natrium phosphoricum Nr. 9 Silicea – Nr. 11	10 10 10 7
Hunger auf ...	Siehe: Bedürfnis nach ...	
Hunger: Heißhunger	Natrium phosphoricum – Nr. 9	10–20
Hunger: Regulierung	Kalium phosphoricum Nr. 5 Natrium phosphoricum Nr. 9 Kalium bichromicum Nr. 27	10 20 10
Hungergefühl: ständiges – diffuses	Kalium phosphoricum – Nr. 5	20

Betriebsstörungen, Krankheiten	Mineralstoffe	Stück/ Tag
Husten	Calcium phosphoricum Nr. 2 Ferrum phosphoricum Nr. 3 Kalium chloratum Nr. 4 Natrium chloratum Nr. 8 Natrium sulfuricum Nr. 10	10 10 10 10 10
Husten: bellend	Calcium phosphoricum – Nr. 2	10–20
Husten: krampfend	Magnesium phosphoricum – Nr. 7	»heiße 7«
Husten: schleimiger Anwendung vor allem äußerlich als Salbe	Calcium phosphoricum – Nr. 2 Kalium chloratum – Nr. 4 Kalium sulfuricum – Nr. 6 Magnesium phosphoricum – Nr. 7 Natrium chloratum – Nr. 8	7–10 10–20 10 7 10
Husten: trockener, Reizhusten	Natrium chloratum – Nr. 8	10–20
Hustenanfälle: morgendliche	Kalium chloratum – Nr. 4 Natrium chloratum – Nr. 8 Kalium aluminium-sulfuricum – Nr. 20	10 10 5
Hyperaktivität von Kindern: Ernährung beachten	Calcium phosphoricum – Nr. 2 Kalium phosphoricum – Nr. 5 Kalium bromatum – Nr. 14 Zincum chloratum Nr. 21	10–20 10 7–10 10
Hypermobilität der Gelenke	Calcium fluoratum Nr. 1 Calcium phosphoricum Nr. 2 Kalium phosphoricum Nr. 5 Natrium chloratum Nr. 8 Natrium phosphoricum Nr. 9 Silicea Nr. 11	7 10 10 10 10 7
Immunsystem: zur Stärkung der Widerstandskraft, Vorbeugung	Calcium phosphoricum – Nr. 2 Ferrum phosphoricum Nr. 3 Kalium chloratum – Nr. 4 Kalium phosphoricum – Nr. 5	7 10 7 10

Betriebsstörungen, Krankheiten	Mineralstoffe	Stück/ Tag
	Kalium sulfuricum – Nr. 6	7
	Magnesium phosphoricum – Nr. 7	7
	Natrium phosphoricum – Nr. 9	20
	Natrium bicarbonicum – Nr. 23	10
	Selenium Nr. 26	10
Impfungen: zur Vorbeugung von Folgen	Calcium phosphoricum Nr. 2	10
	Ferrum phosphoricum Nr. 3	10–20
	Kalium chloratum – Nr. 4	10–20
	Natrium chloratum – Nr. 8	10
	Kalium Aluminium sulfuricum Nr. 20	10
Impffolgen	Siehe: Entgiftung: nach Impfungen	
Influenza: Arzt!	Siehe Grippe	
Inkontinenz	Calcium fluoratum Nr. 1	7
	Ferrum phosphoricum Nr. 3	10
	Kalium phosphoricum Nr. 5	10
	Natrium chloratum Nr. 8	10
	Natrium phosphoricum Nr. 9	10
	Silicea Nr. 11	7
Insektenstiche	Calcium phosphoricum – Nr. 2	10
	Ferrum phosphoricum – Nr. 3	10
Die Mischung sollte äußerlich zuerst als Brei und dann auch als Cremegel angewendet werden	Natrium chloratum – Nr. 8	20
	Natrium sulfuricum Nr. 10	10
Ischiasschmerzen	Siehe: Hexenschuss	
Jetlag	Calcium fluoratum – Nr. 1	10
	Ferrum phosphoricum – Nr. 3	20
	Kalium phosphoricum – Nr. 5	30
	Natrium chloratum – Nr. 8	20
	Silicea – Nr. 11	10
	Aurum chloratum natronatum Nr. 25	10

Juckreiz entsteht hauptsächlich dann, wenn der Körper die überschüssigen Stoffe und Schlackenstoffe nicht genügend ausscheiden kann. Sie treten dann über die Haut aus.

Betriebsstörungen, Krankheiten	Mineralstoffe	Stück/ Tag
Juckreiz: allgemein, nervös	Magnesium phosphoricum – Nr. 7	»heiße 7«
Juckreiz am After	Kalium sulfuricum – Nr. 6 Natrium chloratum – Nr. 8 Natrium phosphoricum – Nr. 9 Natrium sulfuricum – Nr. 10	10–20 10 20 20
Juckreiz: beißend Überschuss an abzubauenden Schlacken	Natrium sulfuricum – Nr. 10	20–30
Juckreiz: salzig brennend	Natrium chloratum – Nr. 8	20–30
Juckreiz: sauer (Säureüberschuss)	Natrium phosphoricum – Nr. 9	20–30
Kallusbildung	Siehe: Knochenbruch	
kalte Hände und Füße (Schlafplatz!)	Calcium phosphoricum Nr. 2 Natrium chloratum Nr. 8 Arsenum iodatum Nr. 24	10–20 10–20 10
Kälteempfindlichkeit	Natrium chloratum – Nr. 8	10–20
Kältegefühl: chronisch	Calcium phosphoricum – Nr. 2 Arsenum iodatum Nr. 24	20 10
Karies: Vorbeugung	Calcium fluoratum – Nr. 1 Calcium phosphoricum – Nr. 2 Magnesium phosphoricum – Nr. 7 Natrium chloratum – Nr. 8 Silicea – Nr. 11	7 10 10 10 7
Karpaltunnelsyndrom	Siehe: Dupuytren (gleiche Mischung!)	

Betriebsstörungen, Krankheiten	Mineralstoffe	Stück/ Tag
Katarrh	Ferrum phosphoricum – Nr. 3 Kalium chloratum – Nr. 4 Kalium sulfuricum – Nr. 6 Natrium chloratum – Nr. 8 Natrium sulfuricum – Nr. 10 Arsenum iodatum Nr. 24 Kalium bichromicum Nr. 27	10 7 10 10 7 7 7
Kater: durch Alkohol	Natrium sulfuricum – Nr. 10	20–30
Katergefühl: kurz vor Krankheiten	Ferrum phosphoricum Nr. 3 Natrium sulfuricum Nr. 10	10 30
Kehlkopferkrankung	Siehe: Heiserkeit, Husten, Halsentzündung	
Kiefer: Gelenkgeräusche beim Kauen	Calcium phosphoricum – Nr. 2 Magnesium phosphoricum – Nr. 7 Natrium chloratum – Nr. 8	10 10 20
Kiefergelenk: Arthrose	Siehe: Arthrose	
Kieferhöhle: Vereiterung	Calcium phosphoricum – Nr. 2 Natrium phosphoricum – Nr. 9 Silicea – Nr. 11 Calcium sulfuricum – Nr. 12	10 20 10 20
Kiefersperre	Calcium phosphoricum – Nr. 2 Magnesium phosphoricum – Nr. 7	10–20 »heiße 7«

Für **Kinder** sind die Mineralstoffe nach Dr. Schüßler von besonderer Bedeutung. Der Aufbau ihres Körpers und eine ausreichende Gesundheitspflege verlangen regelrecht nach diesen speziellen Mineralstoffen. Wenn Sie sich über die Verwendung dieser Mineralstoffe für Kinder ganz speziell informieren wollen, empfehlen wir Ihnen das Buch: »Schüßler Salze für Ihr Kind«, ebenfalls im TRIAS Verlag erschienen.

Betriebsstörungen, Krankheiten	Mineralstoffe	Stück/ Tag
Kinder: aufgekratzt	Ferrum phosphoricum – Nr. 3 Kalium phosphoricum – Nr. 5 Magnesium phosphoricum – Nr. 7 Kalium bromatum Nr. – 14	10 20 20 10
Kind: zahnend	Calcium fluoratum – Nr. 1 Ferrum phosphoricum – Nr. 3 Kalium phosphoricum – Nr. 5 Natrium chloratum – Nr. 8	10 10 7 10
Kinderkrankheiten: 1. Stadium (solange der Organismus mit der Krankheit kämpft)	Ferrum phosphoricum – Nr. 3	10–20
Kinderkrankheiten: 2. Stadium (wenn die Gefahr besteht, dass sich die Krankheit im Körper festsetzt)	Kalium chloratum – Nr. 4	10–20
Kinderkrankheiten: 3. Stadium (wenn sich die Krankheit im Körper festgesetzt hat, chronische Krankheiten)	Kalium sulfuricum – Nr. 6 Natrium sulfuricum – Nr. 10	20 10
Klaustrophobie: Angst vor Enge	Calcium phosphoricum – Nr. 2 Kalium sulfuricum – Nr. 6	10 20–30
Klima-Umstellung	Ferrum phosphoricum – Nr. 3 Kalium chloratum – Nr. 4 Kalium phosphoricum – Nr. 5 Natrium chloratum – Nr. 8 Natrium phosphoricum – Nr. 9 Natrium sulfuricum – Nr. 10 Aurum chloratum natronatum Nr. 25	10 10 10 10 10 20 7

Betriebsstörungen, Krankheiten	Mineralstoffe	Stück/ Tag
Kloßgefühl im Hals	Siehe: Globusgefühl	
Knacken in den Gelenken	Natrium chloratum – Nr. 8	10–20
Knickfuß, Schlotter-gelenk, leicht um-knickende Knöchel	Calcium fluoratum – Nr. 1 Calcium phosphoricum – Nr. 2 Natrium chloratum – Nr. 8 Silicea – Nr. 11	10–20 10 10 7
Knie: Schmerzen	Calcium fluoratum – Nr. 1 Calcium phosphoricum – Nr. 2 Ferrum phosphoricum – Nr. 3 Natrium chloratum – Nr. 8 Natrium phosphoricum – Nr. 9 Silicea – Nr. 11	7 10 20–30 10–20 10–20 7
Knieentzündung: rheumatisch	Ferrum phosphoricum – Nr. 3 Natrium phosphoricum – Nr. 9 Lithium chloratum Nr. 16 Calcium carbonicum – Nr. 22 Natrium bicarbonicum – Nr. 23	10–20 10 10 7 7
Kniegeschwulst	Ferrum phosphoricum – Nr. 3 Kalium chloratum – Nr. 4 Natrium chloratum – Nr. 8 Natrium sulfuricum – Nr. 10	10 10 7 10
Knöchel: einknickend	Siehe: Knickfuß	
Knochen: Überbein	Siehe: Überbein	
Knochenbildung: mangelnde	Calcium fluoratum – Nr. 1 Calcium phosphoricum – Nr. 2 Kalium phosphoricum – Nr. 5 Magnesium phosphoricum – Nr. 7 Natrium chloratum – Nr. 8 Silicea – Nr. 11 Cuprum arsenicosum Nr. 19 Zincum chloratum Nr. 21 Calcium carbonicum – Nr. 22	7 10 5 5 10 7 7 7 7

Betriebsstörungen, Krankheiten	Mineralstoffe	Stück/ Tag
Knochenbruch: für das Zusammenwachsen Die Mischung fördert die Kallusbildung und damit die Heilung. Sie sollte, wenn der Bruch nicht eingegipst ist, oder nach Abnahme des Gipses auch äußerlich als Cremegel angewendet werden.	Calcium fluoratum – Nr. 1 Calcium phosphoricum – Nr. 2 Ferrum phosphoricum – Nr. 3 Kalium phosphoricum – Nr. 5 Magnesium phosphoricum – Nr. 7 Natrium chloratum – Nr. 8 Silicea – Nr. 11 Manganum sulfuricum Nr. 17 Cuprum arsenicosum Nr. 19 Zincum chloratum Nr. 21 Calcium carbonicum – Nr. 22	7 10–20 10 10 10 10 10 7 7 7 10
Knochenbruch: Schmerzen an alten Bruchstellen	Ferrum phosphoricum – Nr. 3 Natrium chloratum – Nr. 8 Natrium phosphoricum – Nr. 9 Silicea – Nr. 11 Calcium carbonicum – Nr. 22	20 10 10–20 7–10 7
Knochen: Überbein	Siehe: Überbein	
Knochenschmerzen: Wegen Abbau von Kalzium in der Schwangerschaft	Calcium phosphoricum Nr. 2	20–30
Knorpel: Gelenkgeräusche. Reiben, Knacken, Knorpelschäden	Natrium chloratum – Nr. 8	20–30
Knorpel: Geschwulst, aufgetrieben	Natrium chloratum – Nr. 8 Natrium phosphoricum – Nr. 9 Silicea – Nr. 11 Lithium chloratum – Nr. 16 Siehe auch: Gicht, Rheumatismus	20 20 7 7

Betriebsstörungen, Krankheiten	Mineralstoffe	Stück/ Tag
Knorpelschäden: durch Verletzung, Überbeanspruchung	Calcium fluoratum – Nr. 1 Kalium phosphoricum – Nr. 5 Natrium chloratum – Nr. 8 Natrium phosphoricum Nr. 9 Silicea – Nr. 11 Manganum sulfuricum Nr. 17 Cuprum arsenicosum Nr. 19 Zincum chloratum Nr. 21	7 10–20 20–30 10 10 10 10 10
Knoten – Brust: gutartig Die Mischung sollte auch als Cremegel angewendet werden.	Calcium fluoratum Nr. 1 Calcium phosphoricum Nr. 2 Kalium chloratum Nr. 4 Natrium phosphoricum Nr. 9 Natrium sulfuricum Nr. 10 Calcium sulfuricum Nr. 12	7 10 10 10 10 7
Kolikschmerzen	Magnesium phosphoricum – Nr. 7	»heiße 7«
Konzentrationsschwäche: mangelnde Konzentrationsfähigkeit	Ferrum phosphoricum – Nr. 3 Siehe auch: Lernschwierigkeiten	10–30
Kopfgrind: Die Kopfhaut mit aufgelösten Mineralstoffen behandeln (Haarwäsche)	Calcium phosphoricum – Nr. 2 Kalium chloratum Nr. 4 Kalium sulfuricum – Nr. 6 Natrium chloratum – Nr. 8	7 10 7 10

Treten **Kopfschmerzen** auf, sollten sie als ernstes Zeichen einer Störung beachtet werden. Ihre Unterdrückung durch Schmerzmittel ist auf Dauer unbefriedigend und könnte auf Dauer sogar gefährlich sein. Grundsätzlich muss bei Kopfschmerzen der Schlafplatz beachtet werden, vor allem die elektromagnetische Belastung. Am besten werden alle elektrischen Geräte vom Schlafplatz entfernt oder ausgesteckt. Eventuell ein Netzfreischaltgerät montieren lassen. Spiegel machen eine Entspannung und Regeneration während des Schlafes unmöglich.

Betriebsstörungen, Krankheiten	Mineralstoffe	Stück/ Tag
Kopfschmerzen:	Ursachen beheben	
Kopfschmerzen: allgemein, eine Mischung »für alle Fälle«	Calcium phosphoricum – Nr. 2 Ferrum phosphoricum – Nr. 3 Kalium phosphoricum – Nr. 5 Kalium sulfuricum – Nr. 6 Magnesium phosphoricum – Nr. 7 Natrium chloratum – Nr. 8 Natrium sulfuricum – Nr. 10	10–20 20 10 10 »heiße 7« 10 20
Kopfschmerzen: chronisch	Magnesium phosphoricum Nr. 7 Natrium sulfuricum Nr. 10 Kalium bromatum Nr. 14 Kalium iodatum Nr. 15 Cuprum arsenicosum Nr. 19	10 10 7 7 7
Kopfschmerzen: dumpf	Natrium sulfuricum – Nr. 10	10–30
Kopfschmerzen: klopfend	Ferrum phosphoricum – Nr. 3	10–30
Kopfschmerzen: migräneartig	Calcium fluoratum Nr. 1 Magnesium phosphoricum – Nr. 7 Natrium sulfuricum Nr. 10	7–10 »heiße 7« 10
Kopfschmerzen: vom Nacken ausgehend	Calcium phosphoricum – Nr. 2	10–20
Kopfschmerzen: pochend	Ferrum phosphoricum – Nr. 3	10–30
Kopfschuppen	Natrium chloratum – Nr. 8	20
Kopfschweiß: übelriechend	Natrium phosphoricum Nr. 9 Silicea – Nr. 11	10–20 10–20

Grundsätzlich müssen starke **Krampfadern,** vor allem wenn Gefahr besteht, dass sie aufreißen könnten, operiert werden. Bei vielen Menschen sind sie nach der Operation aber wieder entstanden, eventuell in abgeschwächter Form. Deshalb sollte nach der Operation unbedingt eine Behandlung mit den Mineralstoffen nach Dr. Schüßler erfolgen. Die Operation hat nicht die Ursachen des Problems beseitigt, sondern nur dessen Folgen.

Betriebsstörungen, Krankheiten	Mineralstoffe	Stück/ Tag
Krampfadern	Calcium fluoratum – Nr. 1	10
	Kalium chloratum – Nr. 4	10
	Natrium phosphoricum – Nr. 9	10
	Silicea – Nr. 11	20
Krämpfe	Siehe: Menstruationsbeschwerden	
Krämpfe: kolikartig	Magnesium phosphoricum – Nr. 7	»heiße 7«
Krämpfe: Muskeln	Calcium phosphoricum – Nr. 2	10–30
	Natrium phosphoricum – Nr. 9	10
Krampfhusten	Siehe: Husten	
Kreislaufschwäche	Calcium phosphoricum – Nr. 2	10
	Ferrum phosphoricum – Nr. 3	10
	Kalium phosphoricum – Nr. 5	20
	Magnesium phosphoricum – Nr. 7	»heiße 7«
	Natrium chloratum – Nr. 8	10
Kreuzschmerzen: allgemein	Calcium fluoratum – Nr. 1	7
	Calcium phosphoricum – Nr. 2	10
	Ferrum phosphoricum – Nr. 3	10
	Natrium chloratum – Nr. 8	10
	Natrium phosphoricum – Nr. 9	20
	Silicea – Nr. 11	10
	Calcium carbonicum – Nr. 22	7
Kribbeln und Taubheitsgefühl in Händen oder Füßen	Calcium phosphoricum – Nr. 2	10–30

Betriebsstörungen, Krankheiten	Mineralstoffe	Stück/ Tag
Kropf: Die Mischung sollte auch als Cremegel äußerlich angewendet werden.	Kalium chloratum – Nr. 4 Kalium bromatum – Nr. 14 Kalium iodatum – Nr. 15	7 7 5
Lähmungserscheinungen: Begleitung zur ärztlichen Behandlung, auch äußerlich anwenden!	Kalium phosphoricum – Nr. 5 Natrium chloratum – Nr. 8 Silicea – Nr. 11	20–30 20 10
Lactatacidose: Abbau von übermäßiger Milchsäure – Sportler	Ferrum phosphoricum – Nr. 3 Kalium sulfuricum – Nr. 6 Magnesium phosphoricum Nr. 7 Natrium phosphoricum Nr. 9 Natrium sulfuricum Nr. 10 Manganum sulfuricum Nr. 17 Zincum chloratum Nr. 21	10 10 10 20 10–20 10 10
Lampenfieber	Magnesium phosphoricum – Nr. 7	»heiße 7«
Lebenskräfte liegen danieder	Kalium arsenicosum Nr. 13	10–20
Leberbeschwerden	Kalium chloratum – Nr. 4 Kalium sulfuricum – Nr. 6 Natrium sulfuricum – Nr. 10 Selenium Nr. 26	10 10 20 10
Leberflecke: Der Mineralstoff sollte auch als Cremegel angewendet werden	Kalium sulfuricum – Nr. 6 Natrium sulfuricum – Nr. 10 Cuprum arsenicosum Nr. 19	10–20 20 10
Leistenbruch: Die angegebene Mischung sollte auch als Cremegel angewendet werden	Calcium fluoratum – Nr. 1 Kalium phosphoricum – Nr. 5 Natrium chloratum – Nr. 8 Natrium phosphoricum Nr. 9 Silicea – Nr. 11	7 10 10 10 20–30

Betriebsstörungen, Krankheiten	Mineralstoffe	Stück/ Tag
Lernschwierigkeiten – Lernmischung	Ferrum phosphoricum – Nr. 3 Kalium phosphoricum – Nr. 5 Kalium sulfuricum – Nr. 6 Natrium chloratum – Nr. 8 Manganum sulfuricum Nr. 17 zusätzlich: Natrium sulfuricum Nr. 10 bei längerer Anwendung	10 10 10 10 7 10
Lichtempfindlichkeit	Ferrum phosphoricum – Nr. 3 Natrium chloratum – Nr. 8 Natrium phosphoricum – Nr. 9 Silicea – Nr. 11 Zincum chloratum Nr. 21	10 7 7 20 10
Lider: zuckend	Siehe: Zucken der ...	
Lidrandentzündung	Ferrum phosphoricum – Nr. 3 Natrium chloratum – Nr. 8 Natrium phosphoricum – Nr. 9 Silicea – Nr. 11	10–20 7 7 7
Lippen: blau	Calcium fluoratum – Nr. 1	10–20
Lippen: trocken und rissig Verwendung als Lippenbalsam	Calcium fluoratum – Nr. 1 Ferrum phosphoricum – Nr. 3 Natrium chloratum – Nr. 8	10–20 10 7
Lufthunger: Bedürfnis nach frischer Luft. Über längere Zeit anwenden; dazu:	Kalium sulfuricum – Nr. 6 Natrium sulfuricum – Nr. 10	10–30 10–20
Luftzug: Empfindlichkeit	Natrium chloratum – Nr. 8	10–20
Lymphdrüsen: verhärtet Der Mineralstoff sollte auch äußerlich als Cremegel angewendet werden	Calcium fluoratum – Nr. 1	10–20

Betriebsstörungen, Krankheiten	Mineralstoffe	Stück/ Tag
Lymphdrüsen-schwellung	Calcium phosphoricum – Nr. 2	10
	Kalium chloratum – Nr. 4	10
	Natrium phosphoricum – Nr. 9	10–20
Die Mischung sollte auch als Cremegel angewendet werden.	Natrium sulfuricum – Nr. 10	10
Lymphstau: durch Brustoperation, durch zu viel Säure.	Calcium phosphoricum Nr. 2	10
	Kalium chloratum Nr. 4	15
	Natrium phosphoricum – Nr. 9	20
	Natrium sulfuricum Nr. 10	10
Die Mischung sollte auch als Cremegel angewendet werden.	Silicea Nr. 11	7
	Calcium sulfuricum – Nr. 12	10–20
	Natrium bicarbonicum – Nr. 23	10
Magen: Blutungen Arzt!	Calcium phosphoricum – Nr. 2	10
	Ferrum phosphoricum – Nr. 3	20
	Kalium phosphoricum – Nr. 5	10
	Natrium phosphoricum – Nr. 9	20
	Kalium arsenicosum – Nr. 13	7
Magen: Geschwür Arzt!	Kalium phosphoricum – Nr. 5	10
	Natrium chloratum – Nr. 8	20
	Natrium phosphoricum – Nr. 9	20
	Silicea – Nr. 11	10
	Calcium sulfuricum – Nr. 12	20–30
Magendruck	Natrium chloratum – Nr. 8	10–30
	Natrium phosphoricum Nr. 9	10
	Siehe auch: Völlegefühl	
Magenkatarrh	Siehe: Gastritis	
Magensäure	Siehe: Sodbrennen	
Magenschmerzen: krampfend, zu starke Säure	Ferrum phosphoricum – Nr. 3	10
	Natrium phosphoricum – Nr. 9	20–30
Magenverstimmung: vor allem nach schwerem Essen	Ferrum phosphoricum – Nr. 3	5
	Kalium sulfuricum – Nr. 6	10–20

Betriebsstörungen, Krankheiten	Mineralstoffe	Stück/ Tag
	Magnesium phosphoricum – Nr. 7 Natrium chloratum – Nr. 8 Natrium phosphoricum – Nr. 9 Natrium sulfuricum – Nr. 10 Natrium bicarbonicum – Nr. 23	5 7 7 5 5
Magersucht: Arzt! Die Mischung dient der Unterstützung der ärztlichen bzw. psychologischen Begleitung. Es sollte mit einer Menge von einem Viertel der Dosierung begonnen und dann langsam gesteigert werden.	Calcium fluoratum – Nr. 1 Calcium phosphoricum – Nr. 2 Ferrum phosphoricum – Nr. 3 Kalium chloratum – Nr. 4 Kalium phosphoricum – Nr. 5 Kalium sulfuricum – Nr. 6 Magnesium phosphoricum – Nr. 7 Natrium chloratum – Nr. 8 Natrium phosphoricum – Nr. 9 Natrium sulfuricum – Nr. 10 Silicea – Nr. 11 Calcium sulfuricum – Nr. 12 Kalium arsenicosum Nr. 13	10 20 10 10 10 7 »heiße 7« 10 10 10 7 7 7
Mandelentzündung:	Ferrum phosphoricum – Nr. 3 Kalium chloratum – Nr. 4 Natrium phosphoricum – Nr. 9 Calcium sulfuricum – Nr. 12 Siehe auch: Angina	10–20 10 10 10
Mandeln: eitrig	Natrium phosphoricum – Nr. 9 Silicea – Nr. 11 Calcium sulfuricum – Nr. 12 Siehe auch: Angina	10 7 20–30
Masern	Calcium phosphoricum – Nr. 2 Ferrum phosphoricum – Nr. 3 Kalium chloratum – Nr. 4 Kalium sulfuricum – Nr. 6 Magnesium phosphoricum – Nr. 7	7 10 10 7 »heiße 7«
Mattigkeit: durch Säureüberschuss	Natrium phosphoricum – Nr. 9	10–30

Betriebsstörungen, Krankheiten	Mineralstoffe	Stück/ Tag
Meniskus: Verletzung	Calcium fluoratum – Nr. 1	7
	Calcium phosphoricum – Nr. 2	7
Äußere Anwendung:	Ferrum phosphoricum – Nr. 3	10
Die Mischung sollte	Kalium chloratum – Nr. 4	7
zuerst als Brei aufge-	Natrium chloratum – Nr. 8	20–30
legt und dann auch	Natrium phosphoricum Nr. 9	10
als Cremegel ange-	Silicea – Nr. 11	7
wendet werden.		
Menstruation: starke Blutung	Calcium fluoratum – Nr. 1	10
	Calcium phosphoricum – Nr. 2	10–20
	Ferrum phosphoricum – Nr. 3	10–30
	Kalium phosphoricum – Nr. 5	10
	Natrium sulfuricum Nr. 10	10
	Silicea – Nr. 11	7
	Calcium sulfuricum – Nr. 12	10
Menstruation: verfrühtes Einsetzen, lange Dauer	Calcium phosphoricum – Nr. 2	20–30
Menstruation: Zwischenblutungen	Calcium fluoratum – Nr. 1	10–20
	Magnesium phosphoricum – Nr. 7	»heiße 7«
	Silicea – Nr. 11	10
Menstruationsbeschwerden: kolikartige Krämpfe	Calcium phosphoricum – Nr. 2	10–20
	Magnesium phosphoricum – Nr. 7	»heiße 7«
Migräne	Siehe auch: Kopfschmerzen	
Migräne – beginnend	Calcium fluoratum – Nr. 1	20–30
	Magnesium phosphoricum – Nr. 7 (jede viertel bis halbe Stunde)	»heiße 7«
	Natrium sulfuricum Nr. 10	10
	Kalium bromatum – Nr. 14	7
Milchallergie	Calcium phosphoricum – Nr. 2	10–20
Milchbildung beim Stillen	Siehe: Stillen	

Betriebsstörungen, Krankheiten	Mineralstoffe	Stück/ Tag
Milchschorf Die Mischung sollte auch als Cremegel angewendet werden, Waschungen	Calcium phosphoricum – Nr. 2 Kalium chloratum Nr. 4 Natrium chloratum – Nr. 8 Natrium phosphoricum – Nr. 9	10 10 7 7
Milchunverträglichkeit: Ablehnung	Calcium phosphoricum – Nr. 2	20
Milien	Siehe: Hautgrieß	
Mitesser, Pickel Die Mischung sollte auch als Cremegel angewendet werden. Seborive	Ferrum phosphoricum – Nr. 3 Kalium chloratum – Nr. 4 Natrium phosphoricum – Nr. 9 Silicea – Nr. 11	10 7 10–30 5
Mittelohrentzündung	Ferrum phosphoricum – Nr. 3 Natrium phosphoricum – Nr. 9 Natrium sulfuricum – Nr. 10	10–20 10 10–20
Mittelohrentzündung: chronisch	Ferrum phosphoricum – Nr. 3 Natrium phosphoricum – Nr. 9 Silicea – Nr. 11 Calcium sulfuricum – Nr. 12	10–20 10 7 7
Mückenstiche:	Siehe: Insektenstiche	
Müdigkeit: beim Autofahren	Siehe: Autofahrermischung	
Müdigkeit: durch Erschöpfung	Calcium phosphoricum – Nr. 2 Kalium phosphoricum – Nr. 5 Natrium chloratum – Nr. 8 Calcium carbonicum – Nr. 22	10 20–30 20 10
Müdigkeit: durch Sauerstoffmangel, vorwiegend am späten Nachmittag.	Ferrum phosphoricum – Nr. 3 Kalium sulfuricum – Nr. 6 Natrium sulfuricum – Nr. 10	20 20–30 10

Betriebsstörungen, Krankheiten	Mineralstoffe	Stück/ Tag
Müdigkeit: durch Übersäuerung	Natrium phosphoricum – Nr. 9	20–30
Morgenmuffel	Magnesium phosphoricum – Nr. 7 Natrium chloratum – Nr. 8	»heiße 7« 10
Mumps Die Mischung sollte auch als Cremegel angewendet werden.	Ferrum phosphoricum – Nr. 3 Kalium chloratum – Nr. 4 Natrium chloratum – Nr. 8 Silicea – Nr. 11 Calcium sulfuricum Nr. 12	10–20 10 7 7 7
Mund: Geschmack	Siehe: Geschmack	
Mund: trocken	Natrium chloratum – Nr. 8	20–30
Mundbläschen	Siehe: Aphthen	
Mundfäule: Können die Tabletten nicht mehr gelutscht werden, auflösen und eintropfen.	Ferrum phosphoricum – Nr. 3 Kalium phosphoricum – Nr. 5 Natrium chloratum – Nr. 8 Calcium sulfuricum – Nr. 12	10 20–40 10–30 10–20
Mundgeruch: übelriechend (verschwindet nicht durch Zähneputzen)	Kalium phosphoricum – Nr. 5	10–20
Mundschleimhautentzündung	Siehe: Aphthen	
Mundwinkel: wund	Calcium fluoratum – Nr. 1 Ferrum phosphoricum – Nr. 3	10 10
Mundwinkel: zuckende	Siehe: Zucken der ...	
Muskelkater	Kalium sulfuricum – Nr. 6 Natrium phosphoricum – Nr. 9 Natrium sulfuricum – Nr. 10 Calcium sulfuricum – Nr. 12	30 20 20 20

Betriebsstörungen, Krankheiten	Mineralstoffe	Stück/ Tag
Muskelkater: Vorbeugung	Ferrum phosphoricum – Nr. 3	10–20
Muskelkrämpfe	Calcium phosphoricum – Nr. 2	20–30
Muskelverhärtung	Calcium fluoratum – Nr. 1 Calcium phosphoricum – Nr. 2 Ferrum phosphoricum – Nr. 3 Natrium chloratum – Nr. 8 Silicea – Nr. 11 Cuprum arsenicosum Nr. 19	20 10 7 7 7 7
Muskelrheuma	Siehe: Gicht	
Muskelschwäche: Arzt! Die Mischung sollte auch äußerlich als Cremegel angewendet werden.	Ferrum phosphoricum – Nr. 3 Kalium phosphoricum – Nr. 5 Kalium sulfuricum – Nr. 6 Natrium chloratum – Nr. 8 Natrium sulfuricum Nr. 10	10 20 10 10 10
Muskelschwund: zur Begleitung. Arzt! Die Mischung sollte auch als Cremegel angewendet werden.	Calcium fluoratum Nr. 1 Calcium phosphoricum Nr. 2 Ferrum phosphoricum Nr. 3 Kalium phosphoricum Nr. 5 Natrium chloratum Nr. 8 Natrium phosphoricum Nr. 9 Silicea Nr. 11	7 10 10 20–30 10 10 7
Muskelzucken: vor dem Einschlafen, im Halbschlaf	Silicea – Nr. 11	10–30
Mutlosigkeit	Kalium phosphoricum Nr. 5	20
Muttermal Die Mischung sollte vor allem als Cremegel angewendet werden.	Kalium phosphoricum – Nr. 5 Kalium sulfuricum – Nr. 6 Natrium chloratum – Nr. 8 Natrium sulfuricum – Nr. 10	10 20–30 10 30

Betriebsstörungen, Krankheiten	Mineralstoffe	Stück/ Tag
Myogelosen: Muskelverhärtung	Ferrum phosphoricum Nr. 3	10
	Kalium chloratum Nr. 4	10
	Kalium phosphoricum Nr. 5	7
Die Mischung sollte auch als Salbe oder Cremegel angewendet werden.	Natrium chloratum Nr. 8	10
	Natrium phosphoricum Nr. 9	10
	Calcium sulfuricum Nr. 12	7
	Cuprum arsenicosum Nr. 19	10
Myom Arzt!	Calcium fluoratum – Nr. 1	10
	Kalium chloratum – Nr. 4	10
	Natrium sulfuricum – Nr. 10	20–30
	Calcium sulfuricum Nr. 12	10
	Aurum chloratum natronatum Nr. 25	7
Nabelbruch	Siehe: Leistenbruch	
Nachtblindheit	Kalium phosphoricum – Nr. 5	10
	Natrium chloratum – Nr. 8	10
	Natrium sulfuricum – Nr. 10	20
	Silicea – Nr. 11	7
	Zincum chloratum Nr. 21	7
Nachtschweiß: Schlafplatz beachten!	Calcium phosphoricum – Nr. 2	10
	Kalium phosphoricum – Nr. 5	10
	Natrium chloratum – Nr. 8	10–20
	Natrium phosphoricum – Nr. 9	10
	Silicea – Nr. 11	10–20
	Arsenum iodatum Nr. 24	7
Nackenschmerzen: Schmerzen ziehen in den Hinterkopf.	Calcium phosphoricum – Nr. 2	20–30
	Ferrum phosphoricum – Nr. 3	20
	Kalium phosphoricum – Nr. 5	10-20
	Natrium chloratum – Nr. 8	10
Nackenschmerzen: verbunden mit Steifheit	Calcium phosphoricum – Nr. 2	10
	Ferrum phosphoricum – Nr. 3	20
	Magnesium phosphoricum – Nr. 7	10
	Natrium chloratum – Nr. 8	10
	Natrium phosphoricum – Nr. 9	20
Nägelkauen	Magnesium phosphoricum Nr. 7	20

Betriebsstörungen, Krankheiten	Mineralstoffe	Stück/ Tag
Nägel: brüchig, lösen sich in Schichten auf	Natrium phosphoricum Nr. 9 Silicea – Nr. 11	10–20 10–20
Nägel: eingewachsen. Bei Entzündungen zusätzlich. Die Mischung sollte auch als Cremegel angewendet werden.	Calcium fluoratum – Nr. 1 Ferrum phosphoricum – Nr. 3 Kalium chloratum – Nr. 4 Silicea – Nr. 11 Calcium sulfuricum – Nr. 12	10 10–20 10 10 20
Nägel: weiße Flecken	Calcium phosphoricum – Nr. 2 Zincum chloratum Nr. 21	10 10
Nägel: gerillt	Zincum chloratum Nr. 21	10
Nagelgeschwür Die Mischung sollte auch als Cremegel angewendet werden.	Ferrum phosphoricum – Nr. 3 Kalium phosphoricum Nr. 5 Natrium phosphoricum – Nr. 9 Silicea – Nr. 11 Calcium sulfuricum – Nr. 12	10 10 10 7 10–20
Nagelpilz	Ferrum phosphoricum – Nr. 3 Kalium phosphoricum – Nr. 5 Natrium chloratum – Nr. 8 Natrium sulfuricum – Nr. 10	10 20 10 7
Nahrungsumstellung: Begleitend vor allem bei Urlaubsaufenthalt in fremden Ländern.	Ferrum phosphoricum – Nr. 3 Kalium chloratum – Nr. 4 Kalium phosphoricum – Nr. 5 Kalium sulfuricum – Nr. 6 Natrium chloratum – Nr. 8 Natrium phosphoricum – Nr. 9 Natrium sulfuricum – Nr. 10	10 10 10 10 10 10 20
Narben: übermäßige Narbenbildung, Verhärtung	Calcium fluoratum – Nr. 1 Kalium phosphoricum – Nr. 5 Natrium chloratum – Nr. 8 Natrium phosphoricum Nr. 9 Silicea – Nr. 11	10 7 10 10 7

Betriebsstörungen, Krankheiten	Mineralstoffe	Stück/ Tag
Nasenbluten	Calcium phosphoricum – Nr. 2 Kalium chloratum – Nr. 4 Natrium chloratum – Nr. 8	10–20 10 10
Nasenpolypen	Calcium phosphoricum – Nr. 2 Ferrum phosphoricum – Nr. 3 Kalium chloratum – Nr. 4	10–20 10 10
Nebenhöhlen: eitrig; Die Mischung sollte auch äußerlich als Cremegel angewendet werden.	Ferrum phosphoricum – Nr. 3 Kalium sulfuricum – Nr. 6 Natrium chloratum – Nr. 8 Natrium phosphoricum Nr. 9 Natrium sulfuricum – Nr. 10 Calcium sulfuricum – Nr. 12	20 10 20–30 20 10–20 20
Nebenhöhlen: Entzündung	Ferrum phosphoricum – Nr. 3 Natrium chloratum – Nr. 8	20 20
Nebenhöhlen: Schmerzen	Ferrum phosphoricum – Nr. 3 Kalium sulfuricum – Nr. 6 Natrium chloratum – Nr. 8	10 10 20
Nebenhöhlenkatarrh	Ferrum phosphoricum Nr. 3 Kalium chloratum Nr. 4 Natrium chloratum Nr. 8 Calcium sulfuricum Nr. 12	10 10 10 10
Nerven: angegriffen	Kalium phosphoricum Nr. 5	20–30
Nerven: gereizt	Natrium phosphoricum Nr. 9 Silicea Nr. 11	20 10
Nervenschmerzen	Ferrum phosphoricum – Nr. 3 Kalium phosphoricum – Nr. 5 Magnesium phosphoricum – Nr. 7 Silicea – Nr. 11	10 10 »heiße 7« 7
Nervenschwäche	Kalium phosphoricum – Nr. 5 Natrium chloratum – Nr. 8 Manganum sulfuricum – Nr. 17	10-20 10 7

Betriebsstörungen, Krankheiten	Mineralstoffe	Stück/ Tag
Nervosität: extrem	Ferrum phosphoricum – Nr. 3	10
	Kalium phosphoricum – Nr. 5	10–20
	Magnesium phosphoricum – Nr. 7	»heiße 7«
	Natrium chloratum – Nr. 8	7
	Natrium phosphoricum – Nr. 9	10
	Silicea – Nr. 11	7
	Kalium bromatum – Nr. 14	7
	Kalium iodatum – Nr. 15	5
Nesselfieber, Nesselausschlag	Calcium phosphoricum – Nr. 2	7
	Ferrum phosphoricum – Nr. 3	10
	Kalium chloratum – Nr. 4	10
	Kalium phosphoricum – Nr. 5	7
	Magnesium phosphoricum – Nr. 7	10
	Natrium chloratum – Nr. 8	10
	Natrium sulfuricum – Nr. 10	20
Neurodermitis	Calcium phosphoricum – Nr. 2	10
	Kalium chloratum – Nr. 4	10
	Kalium sulfuricum – Nr. 6	10
	Natrium chloratum – Nr. 8	10
	Natrium phosphoricum – Nr. 9	20
	Natrium sulfuricum – Nr. 10	20
	Calcium sulfuricum – Nr. 12	10
	Arsenum iodatum – Nr. 24	7
Niedergedrücktheit, Weinerlichkeit (nicht aus Erschöpfung)	Kalium bromatum Nr. 14	7
	Kalium iodatum Nr. 15	7–10
Niedergeschlagenheit: bei Abenddämmerung	Kalium phosphoricum – Nr. 5	20
	Kalium sulfuricum – Nr. 6	10
	Kalium iodatum – Nr. 15	7
	Calcium carbonicum – Nr. 22	7
Nierengrieß: Förderung der Ausscheidung	Magnesium phosphoricum – Nr. 7	»heiße 7«
	Natrium phosphoricum – Nr. 9	10
	Silicea – Nr. 11	10
	Lithium chloratum Nr. 16	10

Betriebsstörungen, Krankheiten	Mineralstoffe	Stück/ Tag
Nierenschmerzen: Arzt!	Ferrum phosphoricum – Nr. 3 Natrium chloratum – Nr. 8 Natrium phosphoricum – Nr. 9 Lithium chloratum Nr. 16	10–20 10–30 10 10
Nierensteine: Vorbeugung	Natrium phosphoricum – Nr. 9 Lithium chloratum Nr. 16 Natrium bicarbonicum – Nr. 23	10–20 10 7–10
Ödem, bei Wasser-ansammlungen: Arzt!	Natrium chloratum – Nr. 8	20–50
Ohrendruck: zu hoch	Natrium sulfuricum – Nr. 10	10–20
Ohrenfluss: bräunlich-gelb	Kalium sulfuricum – Nr. 6	10
Ohrenfluss: eitrig	Natrium phosphoricum – Nr. 9 Silicea – Nr. 11 Calcium sulfuricum – Nr. 12	10 7 20
Ohrenfluss: grünlich-gelb	Natrium sulfuricum – Nr. 10	10
Ohrenfluss: weißlich	Kalium chloratum – Nr. 4	10
Ohrensausen	Calcium phosphoricum – Nr. 2 Ferrum phosphoricum – Nr. 3 Magnesium phosphoricum – Nr. 7 Natrium phosphoricum – Nr. 9 Silicea – Nr. 11	10 7 7 10 10
Ohrenschmerzen:	Ferrum phosphoricum – Nr. 3	10–30
Ohrenschmerzen mit Druck im Ohr	Ferrum phosphoricum – Nr. 3 Natrium sulfuricum – Nr. 10	10–20 10
Ohrgeräusche:	Calcium fluoratum – Nr. 1 Ferrum phosphoricum – Nr. 3 Kalium chloratum – Nr. 4 Natrium sulfuricum – Nr. 10 Silicea – Nr. 11	7 10 10 20 7
Ohrgeräusche: brummend	Ferrum phosphoricum – Nr. 3	20–30

Betriebsstörungen, Krankheiten	Mineralstoffe	Stück/ Tag
Ohrgeräusche: pfeifend,	Calcium fluoratum – Nr. 1 Calcium phosphoricum – Nr. 2 Natrium phosphoricum – Nr. 9 Silicea – Nr. 11	10 10 20–30 10
Ohrgeräusche: wechselnd	Calcium phosphoricum Nr. 2	10–20
Ohrgeräusche: mit beginnender Schwerhörigkeit	Calcium fluoratum – Nr. 1 Ferrum phosphoricum – Nr. 3 Kalium chloratum – Nr. 4 Natrium phosphoricum – Nr. 9 Natrium sulfuricum – Nr. 10 Silicea – Nr. 11	7 10 20–30 10 20 7
Operation: zur langfristigen Vorbereitung	Calcium phosphoricum – Nr. 2 Ferrum phosphoricum – Nr. 3 Kalium phosphoricum – Nr. 5 Natrium chloratum – Nr. 8 Silicea – Nr. 11 Calcium carbonicum – Nr. 22	10 20 10 10 7 7
Operation: Nachbehandlung	Siehe: Regeneration	
Orangenhaut, Cellulite (Zellulitis)	Calcium fluoratum – Nr. 1 Calcium phosphoricum – Nr. 2 Kalium chloratum Nr. 4 Natrium phosphoricum – Nr. 9 Silicea – Nr. 11 Calcium sulfuricum – Nr. 12 Natrium bicarbonicum – Nr. 23	7 7 10 20 10 10–30 7
Organverlagerung, Organsenkungen	Calcium fluoratum – Nr. 1 Natrium phosphoricum Nr. 9 Silicea – Nr. 11	10–20 10 7
Organvergrößerung, Herzvergrößerung	Calcium fluoratum Nr. 1 Ferrum phosphoricum Nr. 3 Kalium phosphoricum Nr. 5	7 10 10

Betriebsstörungen, Krankheiten	Mineralstoffe	Stück/ Tag
	Natrium chloratum Nr. 8	10
	Natrium phosphoricum Nr. 9	10
	Silicea Nr. 11	7
Osteoporose	Calcium fluoratum – Nr. 1	7
	Calcium phosphoricum – Nr. 2	20
	Ferrum phosphoricum – Nr. 3	7
	Kalium phosphoricum – Nr. 5	7
	Magnesium phosphoricum – Nr. 7	»heiße 7«
	Natrium chloratum – Nr. 8	10
	Natrium phosphoricum – Nr. 9	7
	Silicea – Nr. 11	7
	Kalium iodatum – Nr. 15	7
	Manganum sulfuricum Nr. 17	7
	Cuprum arsenicosum Nr. 19	7
	Zincum chloratum Nr. 21	7
	Calcium carbonicum – Nr. 22	7
Parodontose	Siehe: Zahnfleischschwund	
Phimose, Penis: Vorhautverengung	Calcium fluoratum – Nr. 1	7
	Kalium phosphoricum – Nr. 5	10
	Natrium chloratum – Nr. 8	10
Pickel Seborive	Siehe: Mitesser	
Pigmentflecken, Pigmentstörungen	Kalium chloratum – Nr. 4	10
	Kalium sulfuricum – Nr. 6	20
	Natrium sulfuricum – Nr. 10	20
	Manganum sulfuricum Nr. 17	7
	Cuprum arsenicosum Nr. 19	7
Pilzerkrankung: Darmpilz Diätvorschriften beachten! Der Milchzucker der Tabletten stellt keine	Ferrum phosphoricum – Nr. 3	10
	Kalium phosphoricum – Nr. 5	10
	Kalium sulfuricum – Nr. 6	20
	Natrium chloratum – Nr. 8	10
	Natrium phosphoricum – Nr. 9	10
	Natrium sulfuricum – Nr. 10	20

Betriebsstörungen, Krankheiten	Mineralstoffe	Stück/ Tag
Belastung dar, kann aber auch weitgehend vermieden werden, wenn die Tabletten aufgelöst werden.		
Pilzerkrankung: Fußpilz. Die Mischung sollte als Fußbad, auch als Cremegel angewendet werden.	Ferrum phosphoricum – Nr. 3 Kalium phosphoricum – Nr. 5 Natrium chloratum – Nr. 8 Natrium phosphoricum – Nr. 9	10 20 10 10–20
Pilzerkrankung: Mundschleimhaut	Siehe: Soor	
Pilzerkrankung: Nagelpilz	Siehe: Nagelpilz	
Pilzerkrankung: Scheide	Siehe: Scheidenpilz	
Plattfuß	Calcium fluoratum – Nr. 1 Kalium phosphoricum – Nr. 5 Natrium chloratum – Nr. 8 Natrium phosphoricum Nr. 9 Silicea – Nr. 11	10–20 10 10 10 7
Platzangst: Agoraphobie	Kalium phosphoricum – Nr. 5	10–30
PMS – prämenstruelles Syndrom	Calcium phosphoricum – Nr. 2 Kalium chloratum – Nr. 4 Kalium phosphoricum – Nr. 5 Magnesium phosphoricum – Nr. 7 Kalium arsenicosum Nr. 13 Kalium bromatum Nr. 14 Kalium iodatum Nr. 15 Manganum sulfuricum Nr. 17 Cuprum arsenicosum Nr. 19 Aurum chloratum natronatum Nr. 25	10 10 7 »heiße 7« 10 7 7 7 7 7

Betriebsstörungen, Krankheiten	Mineralstoffe	Stück/ Tag
Polypen: Darmpolypen	Calcium phosphoricum – Nr. 2	20–30
	Natrium phosphoricum – Nr. 9	10
	Natrium sulfuricum Nr. 10	15
	Silicea – Nr. 11	7
	Calcium sulfuricum Nr. 12	10
Power Mischung – bei Erschöpfung	Ferrum phosphoricum Nr. 3	20
	Kalium phosphoricum Nr. 5	20
	Natrium chloratum Nr. 8	20
	Manganum sulfuricum Nr. 17	10
Prellung	Siehe: Zerrung, auch Verletzung	
Prostata: Vergrößerung	Calcium fluoratum – Nr. 1	7
	Magnesium phosphoricum – Nr. 7	20
	Natrium chloratum – Nr. 8	10
	Natrium sulfuricum – Nr. 10	7
Prüfungen	Siehe: Lernschwierigkeiten	
Prüfungsangst	Magnesium phosphoricum – Nr. 7	»heiße 7«
Pseudokrupp: Arzt! Erste Hilfe: Fenster öffnen, feuchte Tücher auflegen	Calcium phosphoricum – Nr. 2	10
	Ferrum phosphoricum – Nr. 3	10
	Magnesium phosphoricum – Nr. 7	»heiße 7«
	Natrium chloratum – Nr. 8	20
Psoriasis: Schuppenflechte. Die Mischung sollte vor allem auch äußerlich als Cremegel angewendet werden.	Kalium sulfuricum – Nr. 6	20–30
	Magnesium phosphoricum – Nr. 7	10
	Natrium phosphoricum – Nr. 9	20
	Natrium sulfuricum – Nr. 10	20
	Silicea – Nr. 11	10
Pulsschlag: beschleunigt, zu schnell	Calcium phosphoricum – Nr. 2	10–20
Quetschungen	Siehe: Verletzungen	
Rachenkatarrh	Siehe: Halsentzündung	

Betriebsstörungen, Krankheiten	Mineralstoffe	Stück/ Tag
Rachitis	Siehe: Englische Krankheit	
Rastlosigkeit	Siehe: Unruhe	
Rauchen: zur Unterstützung bei Entwöhnung	Magnesium phosphoricum – Nr. 7	»heiße 7«
Raucherhusten	Kalium chloratum – Nr. 4 Kalium sulfuricum – Nr. 6 Natrium sulfuricum – Nr. 10 Calcium sulfuricum – Nr. 12	10 20 10 10
Rauschen im Ohr	Ferrum phosphoricum – Nr. 3	10–20
Räuspern: krampfhaft	Kalium iodatum – Nr. 15	5–7–10
Reflux	Calcium fluoratum Nr. 1 Calcium phosphoricum Nr. 2 Ferrum phosphoricum Nr. 3 Kalium phosphoricum Nr. 5 Natrium chloratum Nr. 8 Silicea Nr. 11	7 10 10 10 10 7
Regelbeschwerden	Siehe: Menstruationsbeschwerden	
Regeneration: nach leichter Krankheit	Calcium phosphoricum – Nr. 2 Ferrum phosphoricum – Nr. 3 Kalium chloratum – Nr. 4 Kalium phosphoricum – Nr. 5 Natrium chloratum – Nr. 8 Natrium sulfuricum – Nr. 10	7 10 7 20 20 20
Regenration: nach einer Operation	Calcium phosphoricum – Nr. 2 Ferrum phosphoricum – Nr. 3 Kalium chloratum – Nr. 4 Kalium phosphoricum – Nr. 5 Natrium chloratum – Nr. 8 Natrium sulfuricum – Nr. 10 Calcium carbonicum – Nr. 22	10 20 20 20 20 20 10
Regenration: nach schwerer Krankheit	Calcium phosphoricum – Nr. 2 Ferrum phosphoricum – Nr. 3	20 20

Betriebsstörungen, Krankheiten	Mineralstoffe	Stück/ Tag
	Kalium phosphoricum – Nr. 5	20
	Kalium sulfuricum – Nr. 6	20–30
	Natrium chloratum – Nr. 8	20
	Natrium sulfuricum – Nr. 10	20–30
	Calcium carbonicum – Nr. 22	7–10
Reiseangst	Magnesium phosphoricum – Nr. 7	»heiße 7«
Reisekrankheit	Siehe: Seekrankheit	
Reisethrombose: Vorbeugung, Nachbehandlung	Ferrum phosphoricum Nr. 3	10
	Kalium chloratum Nr. 4	20
	Kalium phosphoricum Nr. 5	10
	Natrium chloratum Nr. 8	10
	Manganum sulfuricum Nr. 17	7
	Selenium Nr. 26	7
Rekonvaleszenz allgemein: Regeneration	Kalium phosphoricum – Nr. 5	10–20
	Natrium chloratum – Nr. 8	10–20
Rekonvaleszenz, Regeneration: vor allem zur Wiederherstellung bzw. Auffüllung der Mineralstoffspeicher nach einer Schwangerschaft	Calcium fluoratum – Nr. 1	7
	Calcium phosphoricum – Nr. 2	10
	Ferrum phosphoricum – Nr. 3	10
	Kalium chloratum – Nr. 4	10
	Kalium phosphoricum – Nr. 5	10
	Kalium sulfuricum – Nr. 6	7
	Magnesium phosphoricum – Nr. 7	10
	Natrium chloratum – Nr. 8	10
	Natrium phosphoricum – Nr. 9	10
	Natrium sulfuricum – Nr. 10	10
	Silicea – Nr. 11	7
	Calcium sulfuricum – Nr. 12	7
	Kalium iodatum – Nr. 15	5
	Calcium carbonicum – Nr. 22	7
Restless legs – unruhige Beine	Magnesium phosphoricum Nr. 7	10
	Natrium phosphoricum Nr. 9	10
	Silicea Nr. 11	7
	Kalium bromatum Nr. 14	7
	Cuprum arsenicosum Nr. 19	7
	Zincum chloratum Nr. 21	7

Betriebsstörungen, Krankheiten	Mineralstoffe	Stück/ Tag
Rheumatismus: Gelenk- und Muskelrheumatismus	Ferrum phosphoricum – Nr. 3	10
	Kalium chloratum – Nr. 4	10
	Natrium chloratum – Nr. 8	20
	Natrium phosphoricum – Nr. 9	30
Die Mischung sollte auch äußerlich als Cremegel angewendet werden.	Natrium sulfuricum Nr. 10	10
	Silicea – Nr. 11	10
	Calcium sulfuricum – Nr. 12	10
	Lithium chloratum – Nr. 16	7
	Manganum sulfuricum Nr. 17	7
	Siehe auch: Gicht	
Rippenprellung	Ferrum phosphoricum – Nr. 3	20–30
	Kalium phosphoricum – Nr. 5	20
	Natrium chloratum – Nr. 8	20
	Silicea – Nr. 11	10
Rissige Haut, Lippen: Verwendung auch als Lippenbalsam	Calcium fluoratum – Nr. 1	20–30
	Ferrum phosphoricum – Nr. 3	10–20
	Silicea – Nr. 11	10
Rosacea, Kupferfinne	Ferrum phosphoricum – Nr. 3	10
	Kalium chloratum – Nr. 4	20
	Kalium sulfuricum – Nr. 6	10
	Natrium phosphoricum – Nr. 9	10
	Natrium sulfuricum – Nr. 10	20–30
Röteln	Calcium phosphoricum – Nr. 2	20
	Ferrum phosphoricum – Nr. 3	10–20
Die Mischung sollte auch äußerlich als Cremegel angewendet werden.	Kalium chloratum Nr. 4	10
	Natrium phosphoricum – Nr. 9	10
	Natrium sulfuricum – Nr. 10	10
	Calcium sulfuricum – Nr. 12	10–20
Rückenschmerzen	Calcium fluoratum – Nr. 1	7
	Calcium phosphoricum – Nr. 2	10
Äußerliche Anwendung: Regidol Gelenkecreme	Ferrum phosphoricum – Nr. 3	10–20
	Natrium chloratum – Nr. 8	10
	Natrium phosphoricum – Nr. 9	10–20
	Silicea – Nr. 11	7
	Calcium carbonicum – Nr. 22	7

Betriebsstörungen, Krankheiten	Mineralstoffe	Stück/ Tag
Salzhunger	Siehe: Bedürfnis nach	
Säugling: Bauchkrämpfe. Die Mischung sollte auch als Salbe angewendet werden, Wickel.	Calcium phosphoricum – Nr. 2 Magnesium phosphoricum – Nr. 7 Natrium sulfuricum – Nr. 10	7 7 7
Schamröte	Siehe: Aufregung	
Scharlach: Arzt!	Ferrum phosphoricum – Nr. 3 Kalium chloratum – Nr. 4 Kalium phosphoricum – Nr. 5 Kalium sulfuricum – Nr. 6 Natrium chloratum – Nr. 8 Natrium sulfuricum – Nr. 10	10–20 10 10–20 10 10 10
Scheide: trocken, juckend	Natrium chloratum – Nr. 8 Natrium sulfuricum Nr. 10 Zincum chloratum Nr. 21	10–20 20 10
Scheidenpilz: Sitzbäder mit je 10 Stück der Mineralstoffe sind sehr hilfreich. Die Behandlung hat oft erst nach Monaten einen Erfolg, aber dafür einen dauerhaften.	Ferrum phosphoricum – Nr. 3 Kalium phosphoricum – Nr. 5 Kalium sulfuricum – Nr. 6 Natrium chloratum – Nr. 8 Natrium phosphoricum – Nr. 9 Natrium sulfuricum – Nr. 10	10 20 30 10 10 10–20
Schielen	Calcium fluoratum – Nr. 1 Calcium phosphoricum – Nr. 2 Kalium phosphoricum – Nr. 5 Magnesium phosphoricum – Nr. 7 Natrium chloratum – Nr. 8 Natrium phosphoricum – Nr. 9	10 20 7 10 10 10
Schilddrüse: Regulation, Über-, Unterfunktion Ärztliche Begleitung!	Kalium iodatum – Nr. 15 eventuell zusätzlich: Kalium bromatum – Nr. 14	5–10 5–7

Betriebsstörungen, Krankheiten	Mineralstoffe	Stück/Tag
Schlaflosigkeit	Calcium phosphoricum – Nr. 2 Ferrum phosphoricum – Nr. 3 Magnesium phosphoricum – Nr. 7 Kalium bromatum – Nr. 14 Zincum chloratum Nr. 21	10–20 10 »heiße 7« 7 7
Schlafstörungen	Calcium phosphoricum – Nr. 2 Magnesium phosphoricum – Nr. 7	10–20 »heiße 7«
Schleim: glasklar	Natrium chloratum – Nr. 8	10–30
Schleim: grünlich	Natrium sulfuricum – Nr. 10	10–30
Schleim: ocker, gelblich-bräunlich	Kalium sulfuricum – Nr. 6	10–30
Schleim: weißlich	Kalium chloratum – Nr. 4	10–30
Schleimbeutelentzündung: Die Mischung sollte auch als Cremegel angewendet werden.	Ferrum phosphoricum – Nr. 3 Kalium chloratum – Nr. 4 Natrium chloratum – Nr. 8 Natrium sulfuricum – Nr. 10 Silicea – Nr. 11	20 10 10 10 7
Schleimhäute: trocken	Natrium chloratum – Nr. 8 Cuprum arsenicosum Nr. 19 Zincum chloratum Nr. 21	20 10 10
Schleimhautkatarrh: chronisch	Kalium chloratum – Nr. 4 Kalium sulfuricum – Nr. 6 Natrium chloratum – Nr. 8 Kalium bichromicum Nr. 27	10 10 20 10
Schlottergelenke	Siehe: Hypermobilität	
Schluckauf	Magnesium phosphoricum – Nr. 7	»heiße 7«
Schluckbeschwerden	Magnesium phosphoricum – Nr. 7	»heiße 7«
Schlundbrennen: Die Dosis sollte so lange gesteigert werfen, bis eine Linderung eintritt	Natrium chloratum – Nr. 8	10–30

Bei akuten oder durch Entzündung verursachten **Schmerzen** hilft Ferrum phosphoricum – Nr. 3, wobei bei länger dauernden Schmerzen die Ursache abgeklärt werden muss. Bei Entzündungen darf keine Wärme angewendet werden. Bei Schmerzen, die durch Degeneration, Beschädigungen oder Mangelerscheinungen verursacht sind, müssen der Mineralstoffmangel gefunden und unter Umständen entsprechende medizinische Maßnahmen ergriffen werden.

Betriebsstörungen, Krankheiten	Mineralstoffe	Stück/ Tag
Schmerzen: allgemein	Ferrum phosphoricum – Nr. 3	10–30
Schmerzen: blitzartig	Magnesium phosphoricum – Nr. 7	»heiße 7«
Schmerzen: klopfend, pochend, pulsierend	Ferrum phosphoricum – Nr. 3	10–20
Schmerzen: reißend (rheumatisch)	Kalium sulfuricum – Nr. 6 Natrium phosphoricum Nr. 9 Natrium sulfuricum – Nr. 10	10 10 20
Schnittwunden: als erste Hilfe; Als Brei auflegen bzw. Pulver aufstreuen.	Ferrum phosphoricum – Nr. 3	20–30
Schnittwunden: schlechte Heilung	Calcium fluoratum – Nr. 1 Ferrum phosphoricum – Nr. 3 Kalium phosphoricum – Nr. 5 Kalium sulfuricum – Nr. 6 Natrium chloratum – Nr. 8 Natrium sulfuricum – Nr. 10 Calcium sulfuricum – Nr. 12	7 10–20 10 10 10 7 10–20
Schnupfen: allgemein	Ferrum phosphoricum – Nr. 3 Natrium chloratum – Nr. 8 Calcium sulfuricum – Nr. 12 Siehe auch: Absonderungen	10 20–30 10
Schock: allgemein zur Lockerung	Ferrum phosphoricum – Nr. 3 Kalium phosphoricum – Nr. 5 Calcium sulfuricum – Nr. 12	10 20 30

Betriebsstörungen, Krankheiten	Mineralstoffe	Stück/ Tag
Schock: alter	Kalium phosphoricum Nr. 5 Natrium phosphoricum Nr. 9 Natrium sulfuricum Nr. 10 Calcium sulfuricum Nr. 12 Kalium arsenicosum Nr. 13	10 10 10 15 10
Schokoladenhunger	Siehe: Bedürfnis	
Schönheitsmittel für faltige Haut	Natrium phosphoricum Nr. 9 Silicea – Nr. 11	10–20 10–30
Schrunden	Calcium fluoratum – Nr. 1 Ferrum phosphoricum – Nr. 3	20–30 10
Schulkopfschmerz	Calcium phosphoricum – Nr. 2	10–30
Schuppen auf dem Kopf	Siehe: Kopfschuppen	
Schuppen: unregelmäßig verteilt auf der Haut, auf klebrigem Untergrund, gelblich-bräunlich bis ocker	Kalium sulfuricum – Nr. 6	20–30
Schuppenflechte	Siehe: Psoriasis	
Schüttelfrost	Calcium phosphoricum – Nr. 2 Ferrum phosphoricum – Nr. 3 Kalium phosphoricum – Nr. 5 Natrium chloratum – Nr. 8 Natrium sulfuricum – Nr. 10	10 20 10 10 10
Schwäche: allgemein	Calcium phosphoricum – Nr. 2 Ferrum phosphoricum – Nr. 3 Kalium phosphoricum – Nr. 5 Natrium chloratum – Nr. 8 Calcium carbonicum – Nr. 22	10 7 10 7 5
Schwämmchen	Siehe: Soor	

Betriebsstörungen, Krankheiten	Mineralstoffe	Stück/Tag
Schwangerschaft: Auseinandersetzung mit der Schwangerschaft 1. – 3. Monat	Calcium fluoratum – Nr. 1	10
	Ferrum phosphoricum – Nr. 3	20
	Kalium phosphoricum – Nr. 5	10
	Natrium chloratum – Nr. 8	10
	Silicea – Nr. 11	10
	Kalium arsenicosum Nr. 13	10
	Aurum chloratum natronatum Nr. 25	10
Schwangerschaft: Substanzbildung des Kindes 4. – 6. Monat	Calcium fluoratum – Nr. 1	7
	Calcium phosphoricum – Nr. 2	20
	Ferrum phosphoricum – Nr. 3	10
	Kalium chloratum – Nr. 4	10
	Kalium phosphoricum – Nr. 5	10
	Kalium sulfuricum – Nr. 6	7
	Magnesium phosphoricum – Nr. 7	10
	Natrium chloratum – Nr. 8	10
	Natrium phosphoricum – Nr. 9	10
	Natrium sulfuricum – Nr. 10	10
	Silicea – Nr. 11	7
	Calcium sulfuricum – Nr. 12	7
	Kalium iodatum – Nr. 15	5
	Calcium carbonicum – Nr. 22	5
Schwangerschaftsdiabetes: Arzt!	Kalium sulfuricum Nr. 6	20
	Natrium sulfuricum Nr. 10	20
Schwangerschaft: Geburtsvorbereitung 7. – 9. Monat	Calcium fluoratum – Nr. 1	7
	Calcium phosphoricum – Nr. 2	10
	Ferrum phosphoricum – Nr. 3	10
	Kalium chloratum – Nr. 4	10
	Kalium phosphoricum – Nr. 5	20
	Kalium sulfuricum – Nr. 6	7
	Magnesium phosphoricum – Nr. 7	20 häufig
	Natrium chloratum – Nr. 8	10
	Natrium sulfuricum – Nr. 10	20
	Silicea – Nr. 11	7
	Calcium sulfuricum – Nr. 12	5

Betriebsstörungen, Krankheiten	Mineralstoffe	Stück/ Tag
	Kalium iodatum – Nr. 15 Cuprum arsenicosum Nr. 19 Calcium carbonicum – Nr. 22	5 7 5
Schwangerschaft: Wiederherstellung nach der Schwangerschaft	Siehe: Rekonvaleszenz	
Schwangerschaftserbrechen	Calcium phosphoricum – Nr. 2 Kalium phosphoricum – Nr. 5 Natrium chloratum – Nr. 8 Natrium phosphoricum – Nr. 9	7 10–20 10 7
Schwangerschaftsstreifen, Bindegewebsrisse	Siehe: Dehnungsstreifen	
Schweiß: fettig	Natrium phosphoricum – Nr. 9	20
Schweiß: mangelnder	Natrium chloratum – Nr. 8	20
Schweiß: bei Neigung zu starkem Schweißausbruch	Calcium phosphoricum – Nr. 2 Kalium iodatum – Nr. 15	20 5–7
Schweiß: sehr salzig	Natrium chloratum Nr. 8	20
Schweiß: stinkend	Silicea – Nr. 11	10–30
Schwellungen: Beine, Hände, Finger	Natrium sulfuricum – Nr. 10	10–30
Schwellungen: Lymphknoten	Siehe: Lymphdrüsenschwellung	
Schwellungen: weiche Schwellungen: v.a. Drüsen	Kalium chloratum – Nr. 4	20
Schwerhörigkeit – leichte Form	Kalium chloratum – Nr. 4	10–30

Betriebsstörungen, Krankheiten	Mineralstoffe	Stück/ Tag
Schwermetall-belastung	Natrium chloratum – Nr. 8 Natrium sulfuricum Nr. 10 Calcium sulfuratum Nr. 18 Cuprum arsenicosum Nr. 19 Kalium Aluminium sulfuricum Nr. 20 Zincum chloratum Nr. 21 Selenium Nr. 26	10–20 10–20 10 10 10 10 10–20
Schwermut, Niedergeschlagenheit	Siehe: Depressive Zustände	
Schwielen	Calcium fluoratum – Nr. 1 Kalium phosphoricum – Nr. 5 Natrium chloratum – Nr. 8	10–20 10 10
Schwindel – Drehschwindel	Ferrum phosphoricum – Nr. 3 Kalium phosphoricum – Nr. 5 Magnesium phosphoricum – Nr. 7 Silicea – Nr. 11	10 10 »heiße 7« 7
Schwitzen: bei geringer Anstrengung	Calcium phosphoricum – Nr. 2 Calcium carbonicum – Nr. 22	10–20 10
Seekrankheit	Ferrum phosphoricum – Nr. 3 Kalium phosphoricum – Nr. 5 Magnesium phosphoricum – Nr. 7 Natrium phosphoricum – Nr. 9	7 20–30 10 10–20
Sehnen: Schmerzen wegen Überlastung. Die Mischung sollte auch als Cremegel angewendet werden.	Calcium fluoratum – Nr. 1 Kalium phosphoricum – Nr. 5 Natrium chloratum – Nr. 8 Natrium phosphoricum – Nr. 9 Silicea – Nr. 11	7 10 10 20 7
Sehnen: Verkürzung, Verhärtung	Calcium fluoratum – Nr. 1 Kalium phosphoricum – Nr. 5 Natrium chloratum – Nr. 8	10 20 30
Sehnen: Verlängerung – Schlottergelenke	Calcium fluoratum – Nr. 1 Kalium phosphoricum – Nr. 5 Natrium chloratum – Nr. 8 Silicea – Nr. 11	20 20 20 10

Betriebsstörungen, Krankheiten	Mineralstoffe	Stück/Tag
Sehnenscheidenentzündung: Die Mischung sollte äußerlich zuerst als Brei und dann auch als Cremegel angewendet werden.	Calcium fluoratum – Nr. 1 Ferrum phosphoricum – Nr. 3 Kalium phosphoricum – Nr. 5 Natrium chloratum – Nr. 8 Natrium phosphoricum – Nr. 9 Silicea – Nr. 11	10 20 7 20 10 10
Sehnenzerrung: Die Mischung sollte äußerlich zuerst als Brei und dann auch als Cremegel angewendet werden.	Calcium fluoratum – Nr. 1 Ferrum phosphoricum – Nr. 3 Kalium phosphoricum – Nr. 5 Natrium chloratum – Nr. 8 Silicea – Nr. 11	10 30 20 30 10
Sehschwäche: Begleitend zur ärztlichen Behandlung!	Calcium fluoratum – Nr. 1 Calcium phosphoricum – Nr. 2 Ferrum phosphoricum – Nr. 3 Kalium phosphoricum Nr. 5 Natrium chloratum – Nr. 8 Kalium iodatum Nr. 15 Manganum sulfuricum Nr. 17 Zincum chloratum Nr. 21	7 7 7 10 7 7 7 7
Seitenstechen	Magnesium phosphoricum – Nr. 7	»heiße 7«
Sekrete: grünlich	Natrium sulfuricum Nr. 10	10–20
Sekrete: glasklar	Natrium chloratum Nr. 8	10–20
Sekrete: gelblich, ocker	Kalium sulfuricum Nr. 6 Natrium sulfuricum Nr. 10	10–20 10–20
Sekrete: weißlich	Kalium chloratum Nr. 4	10–20
Senkfüße	Siehe: Plattfuß	
Sklerose	Siehe: Arterienverkalkung	
Sodbrennen	Natrium phosphoricum – Nr. 9	10–20

Betriebsstörungen, Krankheiten	Mineralstoffe	Stück/ Tag
Sommergrippe	Ferrum phosphoricum – Nr. 3	10
	Kalium chloratum – Nr. 4	10
	Kalium phosphoricum – Nr. 5	10
	Kalium sulfuricum – Nr. 6	10
	Natrium chloratum – Nr. 8	10
	Natrium sulfuricum – Nr. 10	20

Beim **Sonnenschutz** muss auf den Sonnenschutzfaktor geachtet werden. Mit den Mineralstoffen nach Dr. Schüßler ist es möglich, die Eigenschutzzeit (Zeit, die sich jemand ungeschützt der Sonne aussetzen kann) wesentlich zu verlängern. Kinder bis drei Jahren können chemische Sonnenschutzfilter nicht abbauen. Deshalb ist es wichtig, Sonnenschutzpräparate mit reflektierenden, anorganischen Substanzen zu verwenden! Mehr zum Sonnenschutz in *Gesund durchs Jahr mit Schüßler-Salzen* und *Handbuch der Biochemie nach Dr. Schüßler.*

Betriebsstörungen, Krankheiten	Mineralstoffe	Stück/ Tag
Sonnenallergie	Kalium sulfuricum – Nr. 6	10
	Natrium sulfuricum – Nr. 10	30
	Calcium sulfuricum – Nr. 12	10–20
Sonnenbrand	Calcium fluoratum – Nr. 1	7
	Ferrum phosphoricum – Nr. 3	20–30
	Kalium phosphoricum – Nr. 5	10
	Kalium sulfuricum – Nr. 6	20
	Natrium chloratum – Nr. 8	20–30
	Silicea – Nr. 11	7
	Calcium carbonicum – Nr. 22	7
Sonnen-unverträglichkeit	Ferrum phosphoricum – Nr. 3	20–30

Betriebsstörungen, Krankheiten	Mineralstoffe	Stück/ Tag
Soor, Schwämmchen	Ferrum phosphoricum – Nr. 3 Kalium chloratum – Nr. 4 Natrium chloratum – Nr. 8 Calcium sulfuricum – Nr. 12	10 10 10–20 7
Spannungskopf-schmerz	Calcium phosphoricum Nr. 2 Kalium phosphoricum Nr. 5 Magnesium phosphoricum Nr. 7	10–20 10–20 „heiße 7“
Speichel: Fäden ziehend	Kalium chloratum – Nr. 4	20
Speichel: fehlender trockener Mund	Natrium chloratum – Nr. 8	10–30
Speichelfluss: zu viel	Natrium chloratum – Nr. 8	10–20
Sport: zum Ausgleich übermäßiger Belastung	Ferrum phosphoricum – Nr. 3 Kalium sulfuricum – Nr. 6 Magnesium phosphoricum Nr. 7 Natrium chloratum – Nr. 8 Natrium phosphoricum Nr. 9 Manganum sulfuricum Nr. 17 Cuprum arsenicosum Nr. 19 Zincum chloratum Nr. 21 Selenium Nr. 26 Kalium bichromicum Nr. 27	10 10 20 20 20 10 10 7 10 10
Spreizfuß	Siehe: Plattfuß	
Star	Siehe: Grauer Star	
Star: grüner Star	Kalium chloratum – Nr. 4 Kalium phosphoricum – Nr. 5 Magnesium phosphoricum – Nr. 7 Natrium chloratum – Nr. 8 Natrium sulfuricum – Nr. 10	10 10 „heiße 7“ 20 20–30
Stärkung: Bei besonderen Belastungen oder zur Verbesserung der Leistungsfähigkeit	Calcium fluoratum – Nr. 1 Calcium phosphoricum – Nr. 2 Ferrum phosphoricum – Nr. 3 Kalium chloratum – Nr. 4 Kalium phosphoricum – Nr. 5	10 10 20 10 20

Betriebsstörungen, Krankheiten	Mineralstoffe	Stück/ Tag
	Magnesium phosphoricum – Nr. 7 Natrium chloratum – Nr. 8 Natrium phosphoricum – Nr. 9 Silicea – Nr. 11 Kalium iodatum – Nr. 15 Calcium carbonicum – Nr. 22	»heiße 7« 10 10 10 7 7
Steifheit des Bewegungsapparates	Calcium fluoratum Nr. 1	7–10
Steinbildung: durch zu viel Säure	Calcium phosphoricum Nr. 2 Natrium phosphoricum – Nr. 9 Natrium bicarbonicum – Nr. 23	10 20–30 10–20
Stillen: Betonbrust	Calcium fluoratum Nr. 1 Kalium chloratum Nr. 4 Natrium chloratum – Nr. 8 Calcium sulfuricum Nr. 12	7–10 10 30–50 7–10
Stillen: problemfreies, zu wenig Milch	Calcium phosphoricum Nr. 2 Kalium chloratum – Nr. 4 Natrium chloratum – Nr. 8	10 10–20 10–30
Stillen: zu viel Milch	Natrium sulfuricum – Nr. 10	10–20
Stimmungsschwankungen – große	Kalium iodatum Nr. 15	7–10–15
Stirnhöhlen: eitrig	Ferrum phosphoricum – Nr. 3 Kalium sulfuricum – Nr. 6 Natrium chloratum – Nr. 8 Natrium phosphoricum Nr. 9 Natrium sulfuricum – Nr. 10 Calcium sulfuricum – Nr. 12	10–20 10 20–30 20 20 20
Stirnhöhlen: Entzündung	Ferrum phosphoricum – Nr. 3	10–20
Stockschnupfen	Kalium chloratum – Nr. 4 Natrium chloratum – Nr. 8 Calcium sulfuricum – Nr. 12	10 20 10–20

Betriebsstörungen, Krankheiten	Mineralstoffe	Stück/ Tag
Stoffwechsel: träge	Ferrum phosphoricum – Nr. 3 Natrium bicarbonicum – Nr. 23	10–20 5–7
Stoffwechsel: Ankurbelung	Ferrum phosphoricum Nr. 3	10
Stress	Ferrum phosphoricum – Nr. 3 Kalium phosphoricum – Nr. 5 Magnesium phosphoricum Nr. 7 Silicea – Nr. 11 Kalium iodatum – Nr. 15 Manganum sulfuricum Nr. 17 Cuprum arsenicosum Nr. 19 Calcium carbonicum – Nr. 22	10 20 20 10 7 7 7 7
Struma	Siehe: Kropf	
Stuhlgang: chronisch, gallig	Natrium sulfuricum Nr. 10	10–20
Stuhlgang: zu weich	Natrium sulfuricum Nr. 10	10–20
Stuhlgang: zu fest	Natrium chloratum – Nr. 8	10–20
Stuhlverstopfung	Siehe: Verstopfung	
Talgprobleme	Natrium phosphoricum – Nr. 9	20
Taubheitskribbeln	Calcium phosphoricum – Nr. 2	10–20
Temperament: Rast- bzw. Ruhelosigkeit	Kalium bromatum Nr. 14	7–10
Tennisarm	Calcium fluoratum – Nr. 1 Calcium phosphoricum – Nr. 2 Ferrum phosphoricum – Nr. 3 Natrium chloratum – Nr. 8 Natrium phosphoricum – Nr. 9 Silicea – Nr. 11	7 10 20 10 10 7
Thromboseneigung	Ferrum phosphoricum – Nr. 3 Kalium chloratum Nr. 4 Selenium Nr. 26	10 20 10

Betriebsstörungen, Krankheiten	Mineralstoffe	Stück/ Tag
Tränensäcke, geschwollene Augen	Kalium sulfuricum – Nr. 6 Natrium sulfuricum – Nr. 10	10–20 20–30
Trigeminusschmerzen Die Mischung sollte auch äußerlich als Cremegel angewendet werden.	Calcium phosphoricum Nr. 2 Ferrum phosphoricum – Nr. 3 Kalium phosphoricum Nr. 5 Magnesium phosphoricum Nr. 7 Natrium chloratum Nr. 8 Natrium phosphoricum Nr. 9 Silicea Nr. 11	10 20 20–30 »heiße 7« 10 10 7
Übelkeit: auf nüchternen Magen	Natrium sulfuricum Nr. 10	10
Übelkeit: durch Anstrengung	Kalium phosphoricum – Nr. 5	20-30
Übelkeit: durch Aufregung	Kalium sulfuricum – Nr. 6 Kalium iodatum – Nr. 15	20 7–10
Übelkeit: durch zu viel Essen	Kalium sulfuricum – Nr. 6 Natrium sulfuricum – Nr. 10	20–30 10
Übelkeit: durch Hunger	Natrium phosphoricum – Nr. 9	20
Übelkeit: durch verdorbene Speisen. Als Einlauf zur Darmreinigung.	Kalium chloratum – Nr. 4 Kalium sulfuricum – Nr. 6 Natrium phosphoricum – Nr. 9 Natrium sulfuricum – Nr. 10	10 10 10–20 10
Überanstrengungskopfschmerz	Calcium phosphoricum – Nr. 2 Magnesium phosphoricum – Nr. 7	20 »heiße 7«
Überbein	Calcium fluoratum – Nr. 1 Natrium phosphoricum Nr. 9 Silicea – Nr. 11 Calcium sulfuricum Nr. 12	10 10 7 7
Übergewicht: Neigung zu	Kalium chloratum – Nr. 4 Natrium phosphoricum – Nr. 9 Natrium sulfuricum – Nr. 10 Calcium sulfuricum – Nr. 12	20 10–20 10–20 10

Betriebsstörungen, Krankheiten	Mineralstoffe	Stück/ Tag
Übermüdung	Ferrum phosphoricum Nr. 3 Kalium phosphoricum Nr. 5 Magnesium phosphoricum Nr. 7	20 30 20
Übersäuerung: der Gewebe	Natrium phosphoricum – Nr. 9 Natrium bicarbonicum – Nr. 23	10–30 10
Übersäuerung: des Magens	Natrium phosphoricum – Nr. 9	10–30
Umknicken der Knöchel	Siehe: Sehnen	
Unruhe, Rastlosigkeit	Kalium bromatum Nr. 14	10
Unterschenkel-geschwür (Ulcus cruris): Arzt!	Kalium chloratum – Nr. 4 Natrium phosphoricum – Nr. 9 Natrium sulfuricum – Nr. 10 Silicea – Nr. 11 Calcium sulfuricum – Nr. 12 Natrium bicarbonicum – Nr. 23	7 7 20 7 10–20 7
Untertemperatur	Ferrum phosphoricum Nr. 3 Kalium phosphoricum Nr. 5	10–20 10–20
Urticaria	Siehe: Nesselfieber	
vegetative Dystonie – Erschöpfung	Ferrum phosphoricum Nr. 3 Kalium phosphoricum Nr. 5 Magnesium phosphoricum Nr. 7 Natrium chloratum Nr. 8 Kalium arsenicosum Nr. 13 Calcium carbonicum Nr. 22	10 20 20 10 7 7
Venenprobleme	Calcium fluoratum – Nr. 1 Kalium chloratum – Nr. 4 Natrium phosphoricum – Nr. 9 Silicea – Nr. 11	10 10 20 10
Verbrennungen: Die Mischung sollte zuerst als Brei aufge-	Ferrum phosphoricum – Nr. 3 Natrium chloratum – Nr. 8	10 20–30

Betriebsstörungen, Krankheiten	Mineralstoffe	Stück/ Tag
legt und dann das Gel W angewendet werden.		
Verdauungsstörungen	Siehe: Magenverstimmung	
Verdauungs-schwäche: chronisch	Natrium chloratum – Nr. 8 Silicea – Nr. 11	10 7
Verdauungs-schwäche: aus Nervosität	Magnesium phosphoricum – Nr. 7	»heiße 7«
Verdauungs-schwäche: nach sauren Speisen	Natrium phosphoricum – Nr. 9	10–20
Vergiftungskopf-schmerz	Natrium sulfuricum Nr. 10 Manganum sulfuricum Nr. 17	20 10
Verhärtung: Narben, Sehnen, Bänder	Calcium fluoratum – Nr. 1 Kalium phosphoricum – Nr. 5 Natrium chloratum – Nr. 8 Natrium phosphoricum Nr. 9 Silicea Nr. 11	7 10–20 10 10 7
Verkühlung	Ferrum phosphoricum – Nr. 3 Kalium chloratum – Nr. 4 Natrium chloratum – Nr. 8	10–20 10 10
Verlangen nach ...	Siehe: Bedürfnis nach ...	
Verletzungen: erste Hilfe. Brei auflegen und Tabletten einnehmen.	Ferrum phosphoricum – Nr. 3	20–30
Verletzungen, Verrenkungen, Verstauchungen	Calcium fluoratum – Nr. 1 Calcium phosphoricum – Nr. 2 Ferrum phosphoricum – Nr. 3 Kalium phosphoricum – Nr. 5 Natrium chloratum – Nr. 8 Silicea – Nr. 11	10 20 20 10 10 10

Betriebsstörungen, Krankheiten	Mineralstoffe	Stück/ Tag
Verrenkung	Siehe: Verletzung	
Verschlackung	Natrium sulfuricum – Nr. 10	10–30
Verspannung: im Nacken, Lendenwirbelsäule	Calcium fluoratum – Nr. 1	7
	Calcium phosphoricum – Nr. 2	10–20
	Ferrum phosphoricum – Nr. 3	20
	Natrium chloratum – Nr. 8	10
	Natrium phosphoricum – Nr. 9	20
	Silicea – Nr. 11	7
Verstauchungen	Siehe: Verletzungen	
Verstopfung	Ferrum phosphoricum – Nr. 3	10
	Kalium chloratum – Nr. 4	7
	Magnesium phosphoricum – Nr. 7	»heiße 7«
	Natrium chloratum – Nr. 8	20
	Natrium phosphoricum – Nr. 9	10–20
	Natrium sulfuricum – Nr. 10	10–20
Verzagtheit	Kalium phosphoricum Nr. 5	20
Vitiligo	Kalium chloratum Nr. 4	10
	Kalium sulfuricum Nr. 6	10
	Natrium sulfuricum Nr. 10	10
	Calcium sulfuricum Nr. 12	7
	Cuprum arsenicosum Nr. 19	7
Völlegefühl	Kalium sulfuricum – Nr. 6	10–20
Vorhautverengung	Siehe: Phimose	
Wachstumsprobleme: verzögertes Wachstum	Calcium fluoratum – Nr. 1	7
	Calcium phosphoricum – Nr. 2	10
	Ferrum phosphoricum – Nr. 3	7
	Kalium phosphoricum – Nr. 5	10
	Natrium chloratum – Nr. 8	10
	Silicea – Nr. 11	7
	Manganum sulfuricum Nr. 17	7
	Zincum chloratum Nr. 21	7
	Calcium carbonicum – Nr. 22	7

Betriebsstörungen, Krankheiten	Mineralstoffe	Stück/ Tag
Wachstums-schmerzen	Calcium phosphoricum – Nr. 2 Ferrum phosphoricum – Nr. 3 Kalium phosphoricum – Nr. 5 Calcium carbonicum – Nr. 22	10-20 10 10 7
Wadenkrampf	Siehe: Krämpfe	
Warzen: Die Mischung sollte auch äußerlich als Brei oder Cremegel angewendet werden.	Kalium chloratum – Nr. 4 Natrium sulfuricum – Nr. 10	10 20–30
Waschmittelallergie	Ferrum phosphoricum – Nr. 3 Kalium chloratum – Nr. 4 Kalium sulfuricum – Nr. 6 Natrium chloratum – Nr. 8 Natrium sulfuricum – Nr. 10	10 20 10 10 20–30
Wechseljahr-beschwerden	Calcium phosphoricum – Nr. 2 Ferrum phosphoricum – Nr. 3 Magnesium phosphoricum – Nr. 7 Silicea – Nr. 11 Kalium arsenicosum Nr. 13 Aurum chloratum natronatum Nr. 25	10 10 »heiße 7« 7 10 10
Wehen	Magnesium phosphoricum – Nr. 7	»heiße 7«
Weinerlichkeit: aus Erschöpfung	Kalium phosphoricum Nr. 5	20
Weinerlichkeit: niedergedrückt	Kalium bromatum Nr. 14 Kalium iodatum Nr. 15	10 10
Wetterempfindlich-keit	Calcium phosphoricum – Nr. 2	10–20
Widerstandskraft: Aufbau	Calcium fluoratum – Nr. 1 Calcium phosphoricum – Nr. 2 Ferrum phosphoricum – Nr. 3 Kalium chloratum – Nr. 4	5 10 7 7

Betriebsstörungen, Krankheiten	Mineralstoffe	Stück/ Tag
	Kalium phosphoricum – Nr. 5	5
	Kalium sulfuricum – Nr. 6	5
	Natrium chloratum – Nr. 8	7
	Natrium sulfuricum – Nr. 10	7
	Silicea – Nr. 11	5
	Kalium iodatum – Nr. 15	3
	Zincum chloratum Nr. 21	5
	Calcium carbonicum – Nr. 22	5
Windeldermatitis: wunder Popo. Die Mischung sollte auch als Salbe angewendet werden.	Ferrum phosphoricum – Nr. 3	10
	Natrium phosphoricum – Nr. 9	20
Windpocken, Schafblattern	Calcium phosphoricum – Nr. 2	10
	Ferrum phosphoricum – Nr. 3	20
	Kalium chloratum – Nr. 4	20
	Kalium sulfuricum – Nr. 6	10
	Natrium sulfuricum Nr. 10	10
Wunden	Siehe: Verbrennungen	
	Siehe: Verletzungen	
Wundheilung: verzögert	Ferrum phosphoricum – Nr. 3	10
	Kalium phosphoricum Nr. 5	10
	Natrium chloratum – Nr. 8	10
	Natrium phosphoricum Nr. 9	10
	Natrium sulfuricum Nr. 10	10
	Silicea Nr. 11	7
	Calcium sulfuricum – Nr. 12	10
	Zincum chloratum Nr. 21	7
Wundliegen: Die Mineralstoffe können auch als Sprühlösung aufgebracht werden.	Calcium fluoratum – Nr. 1	7
	Ferrum phosphoricum – Nr. 3	20
	Kalium phosphoricum – Nr. 5	20
	Natrium chloratum – Nr. 8	20
	Silicea – Nr. 11	7

Betriebsstörungen, Krankheiten	Mineralstoffe	Stück/ Tag
Wundsein: kleiner Kinder Die Mischung sollte auch als Salbe angewendet werden.	Ferrum phosphoricum – Nr. 3 Natrium chloratum – Nr. 8 Natrium phosphoricum – Nr. 9	7 7 10
Würmer (Spulwürmer, Madenwürmer)	Natrium phosphoricum – Nr. 9	10–20

Die **Zähne** sind von der Versorgung mit Mineralstoffen besonders abhängig. Allerdings müssen gerade bei den Zähnen beide Ebenen des Mineralstoffgeschehens – innerhalb und außerhalb der Zellen - berücksichtigt werden. Deshalb sind bei einer Unterversorgung nicht nur die Mineralstoffe nach Dr. Schüßler wichtig, sondern auch eine gute Begleitung im Makrobereich. Unter Umständen reicht eine gute vollwertige Ernährung nicht aus und ein Mineralstoffpräparat muss den Mangel ausgleichen.

Betriebsstörungen, Krankheiten	Mineralstoffe	Stück/ Tag
Zähne: lockere	Calcium fluoratum – Nr. 1	20–30
Zahnen der Kinder: Beschwerden.	Calcium fluoratum – Nr. 1 Ferrum phosphoricum – Nr. 3 Kalium phosphoricum – Nr. 5 Natrium chloratum – Nr. 8	5 10 7 7
Zähne: weiße Flecken	Calcium phosphoricum – Nr. 2 Zincum chloratum Nr. 21	10–20 10
Zahnfleischbluten: Mit den aufgelösten Mineralstoffen Mundspülungen durchführen	Ferrum phosphoricum – Nr. 3 Kalium phosphoricum – Nr. 5	10 10–20

Betriebsstörungen, Krankheiten	Mineralstoffe	Stück/ Tag
Zahnfleischentzündung	Ferrum phosphoricum Nr. 3	10
	Kalium phosphoricum Nr. 5	7
	Natrium chloratum Nr. 8	7
	Natrium phosphoricum Nr. 9	10
	Natrium sulfuricum Nr. 10	10
	Calcium sulfuricum Nr. 12	10
Zahnfleischgeschwulst	Ferrum phosphoricum – Nr. 3	10
	Kalium chloratum – Nr. 4	7
	Kalium phosphoricum – Nr. 5	7
	Kalium sulfuricum – Nr. 6	10
	Calcium sulfuricum – Nr. 12	10
Zahnfleischschwund	Kalium phosphoricum – Nr. 5	10–20
Zahnschmerzen	Ferrum phosphoricum – Nr. 3	10–20
	Kalium phosphoricum – Nr. 5	7
	Kalium sulfuricum – Nr. 6	7
	Magnesium phosphoricum – Nr. 7	»heiße 7«
	Natrium chloratum – Nr. 8	7
Zahnschmerzen in der Schwangerschaft – berührungsempfindlich	Calcium fluoratum – Nr. 1	10
	Calcium phosphoricum – Nr. 2	20
	Ferrum phosphoricum – Nr. 3	20
Zahnspitzen: durchsichtig	Calcium fluoratum – Nr. 1	10
	Calcium phosphoricum – Nr. 2	20
Zerrung	Calcium fluoratum – Nr. 1	20
	Calcium phosphoricum – Nr. 2	10
Die Mischung sollte äußerlich zuerst als Brei und dann auch als Cremegel angewendet werden.	Ferrum phosphoricum – Nr. 3	30–50
	Kalium phosphoricum – Nr. 5	10–20
	Natrium chloratum – Nr. 8	10–20
	Natrium phosphoricum Nr. 9	10
	Silicea – Nr. 11	10–20
Zeitumstellung	Siehe: Jetlag	
Zerschlagenheitsgefühl in den Gelenken, kurz vor dem Krankwerden	Ferrum phosphoricum – Nr. 3	10–20
	Natrium sulfuricum – Nr. 10	20–30

Betriebsstörungen, Krankheiten	Mineralstoffe	Stück/ Tag
Ziegenpeter	Siehe: Mumps	
Zucken der Lider, Mundwinkel	Silicea – Nr. 11	10–20
Zuckerkrankheit	Siehe: Diabetes	
Zunge: rissig, borkig	Calcium fluoratum – Nr. 1	10
Zunge: trocken	Natrium chloratum – Nr. 8	10–30
Zungenbelag: bräunlichgelblich	Kalium sulfuricum – Nr. 6	10–20
Zungenbelag: glasklare Bläschen	Natrium chloratum – Nr. 8	10
Zungenbelag: grün-gelblich	Natrium sulfuricum – Nr. 10	10–20
Zungenbelag: weißlich	Kalium chloratum – Nr. 4	10–30
Zwischenblutungen	Siehe: Menstruation	
Zysten	Siehe: Myom	

Service

Weitere Literatur der Autoren

Feichtinger Thomas; Niedan, Susana: Antlitzanalyse in der Biochemie nach Dr. Schüßler. Der Bildatlas, 5. aktualisierte Auflage, Karl F. Haug Verlag, Stuttgart. 2018

Feichtinger Thomas; Niedan, Susana: Schüßler-Salze: Entschlacken. Gesund abnehmen. Schlank bleiben, 3. Auflage. Karl F. Haug Verlag, Stuttgart. 2011

Feichtinger Thomas; Niedan, Susana: Gesund durchs Jahr mit Schüßler Salzen. 3. Auflage. Karl F. Haug Verlag, Stuttgart. 2011

Feichtinger Thomas; Niedan, Susana; Mandl, Elisabeth: Handbuch der Biochemie, 6. Auflage. Karl F. Haug Verlag, Heidelberg, 2017

Feichtinger Thomas; Niedan, Susana: Praxis der Biochemie nach Dr. Schüßler, 4. Auflage. Karl F. Haug Verlag, Stuttgart, 2010

Feichtinger Thomas; Niedan, Susana: Schüßler Salze für Frauen, 3. Auflage. Karl F. Haug Verlag, Stuttgart 2008

Feichtinger Thomas; Niedan, Susana: Schüßler Salze für Ihr Kind, 3. Auflage. Karl F. Haug Verlag, Stuttgart 2011

Feichtinger Thomas; Psychosomatik in der Biochemie nach Dr. Schüßler, 2. Auflage. Karl F. Haug Verlag, Stuttgart 2014

Feichtinger, Thomas; Niedan-Feichtinger, Susana; Schulze-Kroenig, Biochemie nach Dr. Schüßler bei Hauterkrankungen und Allergien. Karl F. Haug Verlag, Stuttgart 2005

Über die Autoren

Thomas Feichtinger wurde 1946 in Salzburg geboren und lebt in Zell am See. Er war Lehrer und wurde wegen einer schweren

Krankheit, die 1983 erstmals auftrat, 1990 frühpensioniert. Nach jahrelanger Auseinandersetzung mit der Krankheit und ihrer Bewältigung unter anderem mit Hilfe der Mineralstoffe nach Dr. Schüßler kann Thomas Feichtinger heute wieder arbeiten. Neben Lehrgängen in der Mineralstofflehre nach Dr. Schüßler und der damit eng verknüpften Antlitzanalyse nach Kurt Hickethier absolvierte er eine Ausbildung in Gestalttherapie und ließ sich zum Lebensberater in Existenzanalyse und Logotherapie nach Viktor Frankl ausbilden. Heute arbeitet er in der Erwachsenenbildung, und in der Einzelberatung: Vortragstätigkeit im In- und Ausland – Ausbildungslehrgänge in der Biochemie nach Dr. Schüßler und Antlitzanalyse. Er ist Vorsitzender der Gesellschaft für Biochemie nach Dr. Schüßler und Antlitzanalyse.

Thomas Feichtinger, Brucker Bundesstraße 25A, A-5700 Zell am See, Tel: 0043/(0)6542/5504411, E-E-Mail: thomas.f@gba.at

Susana Niedan wurde 1953 in Buenos Aires geboren. Sie absolvierte von 1971 bis 1976 das Studium der Pharmazie an der Universität Wien und ist jetzt Inhaberin der Adler Apotheke und der Adler Pharma® in Zell am See. Da eines ihrer Kinder an Neurodermitis erkrankt war, begann sie, sich intensiv und mit Erfolg mit Naturheilkunde auseinander zu setzen. Sie arbeitet insbesondere mit Blütenessenzen nach Dr. Bach, Homöopathie, Naturheilweisen und vor allem hat sie der Heilweise nach Dr. Schüßler durch die Entwicklung von speziellen Cremegelen, Gelen, Salben und einer Körperpflegelinie, in der diese Mineralstoffe angewendet werden, ein neues modernes Ansehen verliehen. Ihr Ziel ist es, die Heilweise im medizinischen Bereich als eigenständige Heilweise zu etablieren und im Apothekenbereich in Beratung und im Verkauf zu verankern. Sie ist Referentin und Ausbilderin in der Gesellschaft für Biochemie nach Dr. Schüßler und Antlitzanalyse, hält Seminare und führt Kurse in Zell am See durch, in denen Mineralstoffberater ausgebildet werden.

Mag. pharm. Susana Niedan-Feichtinger,
Brucker Bundesstr. 25A,
Tel: 0043/(0)6542/55044
E-Mail: susana.nf@adler-pharma.at

Adler Pharma

Die Adler Pharma ist ein Arzneimittelgroßhandel und spezialisiert auf die Biochemie nach Dr. Schüßler und die Produktion von Mineralstoff-Salben, -Gelen und -Cremegelen sowie von Mineralstoff-Körperprodukten. Eine umfangreiche Informationsplattform zur Biochemie nach Dr. Schüßler bietet Ihnen die Homepage der Adler Pharma:

www.schuessler-mineralstoffe.at
E-mail: 0043/(0)6542/550 44
Fax: 0043/(0)6542/550 444

Vorträge, Seminare, Ausbildung, Auskünfte:
Gesellschaft für Biochemie nach Dr. Schüßler und Antlitzanalyse (GBA), Brucker Bundesstraße 31, A-5700 Zell am See
Tel 0043/(0)6542/5504418
Internet www.gba.at
E-mail gba@gba.at

Bibliografische Information der Deutschen Nationalbibliothek
Die Deutsche Nationalbibliothek verzeichnet diese Publikation in der Deutschen Nationalbibliografie; detaillierte bibliografische Daten sind im Internet über http://dnb.d-nb.de abrufbar.

Programmplanung: Katja Liese

Redaktion: Susanne Arnold

Umschlaggestaltung: © Thieme
Layout: CYCLUS · Visuelle Kommunikation, Stuttgart

Umschlagmotiv und Bild S. 3:
© K. Oborny/Thieme

5. Auflage 2024

Printed in Germany

Satz: Fotosatz Buck, Kumhausen
Druck: AZ Druck und Datentechnik GmbH, Kempten

ISBN 978-3-432-11800-0   1 2 3 4 5 6

Auch erhältlich als E-Book:
eISBN (ePub) 978-3-432-118017

Wichtiger Hinweis: Wie jede Wissenschaft ist die Medizin ständigen Entwicklungen unterworfen. Forschung und klinische Erfahrung erweitern unsere Erkenntnisse. Ganz besonders gilt das für die Behandlung und die medikamentöse Therapie. Bei allen in diesem Werk erwähnten Dosierungen oder Applikationen, bei Rezepten und Übungsanleitungen, bei Empfehlungen und Tipps dürfen Sie darauf vertrauen: Autoren, Herausgeber und Verlag haben große Sorgfalt darauf verwandt, dass diese Angaben dem Wissensstand bei Fertigstellung des Werkes entsprechen. Rezepte werden gekocht und ausprobiert. Übungen und Übungsreihen haben sich in der Praxis erfolgreich bewährt. Eine Garantie kann jedoch nicht übernommen werden. Eine Haftung des Autors, des Verlags oder seiner Beauftragten für Personen-, Sach- oder Vermögensschäden ist ausgeschlossen.

Die Ratschläge und Empfehlungen dieses Buches wurden vom Autor und Verlag nach bestem Wissen und Gewissen erarbeitet und sorgfältig geprüft. Dennoch kann eine Garantie nicht übernommen werden. Eine Haftung des Autors, des Verlages oder seiner Beauftragten für Personen-, Sach- oder Vermögensschäden ist ausgeschlossen.